女性肿瘤患者生育挑战与解决方案

Fertility Challenges and Solutions in Women with Cancer

原　著　Hatem A. Azim Jr
Isabelle Demeestere
Fedro A. Peccatori
主　审　马彩虹
主　译　严　杰
副主译　宋雪凌　张春梅　高明霞
译　者（按姓氏汉语拼音排序）
高明霞　刘东明　宋雪凌
魏　熙　严　杰　张春梅
张馨雨

北京大学医学出版社

NÜXING ZHONGLIU HUANZHE SHENGYU TIAOZHAN YU JIEJUE FANG'AN

图书在版编目（CIP）数据

女性肿瘤患者生育挑战与解决方案 /（墨）哈特姆·阿齐姆（Hatem A. Azim Jr），（比）伊莎贝尔·德梅斯特（Isabelle Demeestere），（意）费德罗·亚历桑德罗·佩查里奇（Fedro Alessandro Peccatori）原著；严杰主译. -- 北京：北京大学医学出版社，2024. 10.

ISBN 978-7-5659-3230-4

Ⅰ. R73；R339.2

中国国家版本馆 CIP 数据核字第 2024TV1776 号

北京市版权局著作权合同登记号：图字：01-2024-2755

女性肿瘤患者生育挑战与解决方案

主　　译：严　杰
出版发行：北京大学医学出版社
地　　址：（100191）北京市海淀区学院路 38 号　北京大学医学部院内
电　　话：发行部 010-82802230；图书邮购 010-82802495
网　　址：http：//www.pumpress.com.cn
E－mail：booksale@bjmu.edu.cn
印　　刷：北京信彩瑞禾印刷厂
经　　销：新华书店
责任编辑：冯智勇　　**责任校对**：靳新强　　**责任印制**：李　啸
开　　本：710 mm × 1000 mm　1/16　　**印张**：10　　**字数**：160 千字
版　　次：2024 年 10 月第 1 版　2024 年 10 月第 1 次印刷
书　　号：ISBN 978-7-5659-3230-4
定　　价：80.00 元

原著者简介

Hatem A. Azim Jr, MD, PHD 是一名肿瘤内科医生，也是蒙特雷理工学院医学院和贝鲁特美国大学的兼职教授。他还同时在欧洲肿瘤内科学会（ESMO）和欧洲肿瘤学院任职。他拥有英国纽卡斯尔大学硕士学位和比利时布鲁塞尔自由大学博士学位。Azim 博士发表了 120 多篇经同行评审的文章，参与编写了 10 本专著，并应邀在重要肿瘤学会议上发言。Azim 博士曾获得美国临床肿瘤学会优秀奖、ESMO 转化研究奖和帕多瓦大学乳腺癌研究奖，以表彰他对年轻女性乳腺癌及患者怀孕和生育的关系方面的研究。

Isabelle Demeestere, MD, PhD 是比利时布鲁塞尔埃拉斯梅医院（Erasme Hospital）生殖诊所的妇科医生，也是布鲁塞尔自由大学人类生殖研究实验室主任。在获得癌症患者生育力保存方面的博士学位后，她在加拿大麦吉尔大学完成了研究培训，并成为 FNRS 的助理研究员。她是生育力保存领域的早期创新者之一，并负责埃拉斯梅医院的不孕不育科。她是多个科学协会的成员，撰写或合作撰写了 60 多篇相关文章和书籍章节。

Fedro Alessandro Peccatori, MD, PhD 是肿瘤内科和妇产科专家。他是意大利米兰欧洲肿瘤研究所（IEO）生育与妊娠组主任和欧洲肿瘤学院（ESO）科学主任。他的主要研究方向是年轻女性癌症患者的生育和怀孕问题。他在国际期刊上发表了 190 多篇经同行评审的文章，并编辑或撰写了 10 多本有关癌症与生殖的书籍。他曾受邀在美国临床肿瘤学会（ASCO）、欧洲妇科肿瘤学会（ESGO）和欧洲肿瘤内科学会（ESMO）会议上发表演讲。

译者前言

自人类与癌症的斗争开始以来，我们见证了无数生命的挣扎与希望。随着医疗科技的飞速发展，众多年轻的癌症患者已经成功跨越了生命的危险边缘，开始思考如何重新融入正常的生活轨道。在此过程中，生育力的保存问题无疑成为一个重要的话题。

本书便是针对这一核心议题进行的深入探讨。本书的作者均为该领域的权威专家，他们结合丰富的临床经验和大量的文献研究，全面分析了癌症患者生育力保存所面临的种种挑战，并提出了切实可行的建议。全书共分为三个部分：第一部分概述了癌症幸存者妊娠的可行性、安全性以及各种生育力保存方法；第二部分探讨了影响女性癌症患者生育力保存的诸多障碍；第三部分则着重讨论了乳腺癌患者生育力保存的相关争议点。

本书作为国内首次引进翻译的该领域著作，对于推动我国生育力保存专业的发展具有重要意义。它不仅能够提高广大临床医生的生育力保护及保存意识，增进相关知识，而且为制定更为完善的诊疗规范提供了有力的参考。同时，本书通过全面阐释前沿进展，为未来的基础和临床研究指明了方向。因此，我们有理由相信，本书的翻译与出版将为更多女性癌症患者带来生育的希望。

在本书的翻译过程中，我们力求保持原文的精髓，同时结合中文的语言习惯，进行了适当的调整，以确保内容的准确性与文字的流畅性。这一工作的顺利完成，离不开全体译者及北京大学医学出版社编辑老师的鼎力支持，在此我们向他们表示衷心的感谢！同时，我们也要感谢国家重点研发计划项目（2022YFC2703000）的基金支持，它为本书的顺利出版提供了重要保障。

作为译者，我们期望本书能够成为连接中国与国外医疗领域的桥梁，为中国的医疗专业人士提供一个全面了解这一领域的窗口。同时，我们也希望本书能够为那些正在与癌症和生育问题抗争的女性及其家庭带来希望与力量。我们衷心期盼，本书能够成为推动女性癌症患者生育力保存专业发展的重要助力。

由于时间与能力的限制，书中难免存在不足之处，我们恳请广大读者和同行们不吝赐教，提出宝贵的意见和建议，以共同推动这一领域的不断发展与进步。

马彩虹　严　杰

原著前言

本书探讨了一个极具争议和挑战性的话题，即年轻女性癌症患者的生育管理。鉴于癌症生存率的提高以及过去十年中推迟生育趋势的上升，越来越多的肿瘤学家和生育专家在日常临床实践中经常会遇到年轻女性癌症患者询问生育相关问题。

在过去的十年中，由于全球多个团体开展并发表了大量的临床和实验研究，癌症患者的生育管理发生了巨大的变化，从基于经验和感知的管理转变为基于证据的咨询。

本书作者均为在年轻癌症患者生育管理领域做出重要贡献的全球专家。书中讨论了多个主题，从了解癌症幸存者怀孕的可行性和安全性，到可使用的各种生育力保存方法，以及对特殊亚组患者（如生殖细胞基因突变或激素敏感肿瘤患者）的生育咨询。本书还讨论了卵巢组织冷冻和 LHRH 类似物有关的争议。我们坚信，本书将实现其目标，即为繁忙的临床医生提供宝贵的资源，帮助他们在日常临床实践中为患者提供咨询服务。

Hatem A. Azim Jr

Isabelle Demeestere

Fedro A. Peccatori

目 录

第一部分 癌症幸存者的妊娠和生育力保存选择

第二部分 女性癌症患者生育力保存面临的挑战

第三部分 乳腺癌患者生育力咨询中的争议话题

第一部分

癌症幸存者的妊娠和生育力保存选择

第 1 章　癌症诊断后妊娠的流行病学及概论

引言

当前，由于个人、教育和职业等因素，女性推迟生育的现象呈上升趋势。鉴于癌症发病率随着年龄的增长而增加，越来越多的女性在确诊癌症后关注以后妊娠的可行性和安全性[1]。此外，关于癌症治疗对妊娠结局的影响及其在子代中产生不良影响的可能，也令人担忧。

然而，对癌症幸存者生育率有潜在负面影响的不仅仅是肿瘤治疗。这些患者可能会因为担心将易感突变基因遗传给子代、癌症复发以及产科和围生期并发症的风险增加，而选择不组建家庭[2]。此外，癌症幸存者也经常面临性健康问题，这可能在一定程度上与他们的心理压力大有关[3]。研究表明，与普通人群相比，癌症幸存者在性唤起、性快感和对性功能的总体满意度方面的下降率更高[4]。这凸显了为女性癌症幸存者提供充分的肿瘤生育力咨询的重要性。

癌症幸存者的妊娠率

癌症幸存者首次活产的总概率显著低于相同年龄的对照组[2, 5]。校正了女性的年龄、教育水平和既往产次后，癌症幸存者的平均妊娠率比普通人群低 40%。然而，这一结果在很大程度上取决于癌症类型。例如，黑色素瘤或甲状腺癌幸存者的妊娠率与普通人群的妊娠率非常相近。乳腺癌幸存者的妊娠率最低，与普通人群相比降低了近 70%。这可能与乳腺癌患者使用的性腺毒性化疗药物有关，但也可能与人们存在的一种普遍误解有关，即由于乳腺癌是一种激素驱动性疾病，妊娠可能会刺激其复发[1]。

产科和胎儿结局

尽管研究表明妊娠似乎并不会增加癌症幸存者疾病复发的风险，但大部分有关成年癌症幸存者生育的研究仅涉及乳腺癌[6, 7]。有限的数据表明，恶性黑色素瘤幸存者妊娠后的状况似乎也是良好的[8, 9]。

目前尚不清楚癌症治疗和妊娠之间的时间间隔过短是否会增加不良妊娠结局的风险。一般情况下，不建议女性在癌症确诊后的 2 年内怀孕。这不仅可以使患者的卵巢功能在抗肿瘤治疗后充分恢复，也避开了癌症复发的高危期[10]。研究表明，在年龄较大、有中枢神经系统（central nervous system，CNS）肿瘤史、腹盆腔肿瘤史或曾接受过放射治疗的癌症幸存者中，先兆流产的发生率更高。其他增加流产风险的因素包括孕妇高龄、先天性子宫异常、自身免疫因素、血栓性疾病以及母体内分泌异常，如糖尿病控制不佳或多囊卵巢综合征。CNS 肿瘤幸存者流产风险增加的研究结果提示，脑部放疗可能会通过损伤下丘脑 - 垂体 - 卵巢轴而使不良产科结局的风险增加[11]。

在 CNS 肿瘤、骨肉瘤和恶性上皮肿瘤幸存者以及腹盆腔部位肿瘤患者中，妊娠期糖尿病较为常见。此外，文献也报道接受放化疗的女性更容易发生母体糖尿病[11-15]。

与无癌症病史的女性相比，在癌症存活者中剖宫产更常见，尤其是接受化疗、放疗或被诊断为白血病的患者剖宫产率更高。这类患者剖宫产的高发生率可能是由于心理及产科因素综合所致。其他原因包括医生对医疗事故的担忧、患者对分娩创伤的恐惧，以及阴道分娩困难对孩子潜在风险的担忧[11]。

一些研究表明，淋巴瘤、软组织肉瘤和恶性上皮肿瘤幸存者发生早产（胎龄 <37 周）和（或）胎儿生长受限的风险增加（见表 1.1）[16]。过去的研究认为，化疗可能会增加早产儿、低出生体重儿（ <2500 g ）或小于胎龄儿（small for gestational age，SGA）的发生风险。化疗导致不良妊娠结局的机制包括免疫抑制、慢性贫血、心血管影响、身体压力和妊娠期间体重增长不足[17, 18]。

Hartnett 等进行了一项关于癌症幸存者癌症诊断后首次妊娠结局的研究，其研究对象为 20 ~ 45 岁的女性[10]。该研究比较了有癌症病史的研究

表 1.1 女性癌症幸存者中早产儿和低出生体重儿的最近研究总结

	Hartnett 等 [10]	Haggar 等 [11]	Mueller 等 [17]	Signorello 等 [18]	Hartnett 等 [19]	Anderson 等 [20]
研究人群	幸存者组：4203 例与对照组相比（1：25）	幸存者组：1894 例 对照组：4138 例	幸存者组：1898 例 对照组：14 278 例	1264 例幸存者组的 2201 例婴儿 601 例对照组的 1175 例婴儿	4203 例幸存者组与对照组相比（1：5）	幸存者组 2598 例 对照组 12 990 例
早产风险（<37 周）	所有癌症患者，开始化疗后 ≤ 1 年： - 单纯化疗：1.9，1.3 ~ 2.7 - 放化疗：2.4，1.6 ~ 3.6	1.68， 1.21 ~ 2.08	1.54， 1.13 ~ 1.56	1.9， 1.4 ~ 2.4	乳房：1.3，1.0 ~ 1.8 生殖系统：2.1，1.6 ~ 2.9 甲状腺：1.1，0.8 ~ 1.4	1.52， 1.34 ~ 1.71
低出生体重风险（<2500 g）	所有癌症患者，开始化疗后 ≤ 1 年： - 单纯化疗：2.0，1.4 ~ 3.0； - 放化疗：2.7，1.7 ~ 4.2	1.51， 1.23 ~ 2.12	1.31， 1.10 ~ 1.57	6.8， 2.1 ~ 22.2	乳房：1.4，1.0 ~ 1.9 生殖系统：2.7，1.9 ~ 3.9 甲状腺：0.9，0.7 ~ 1.3	1.59, 1.38 ~ 1.83

组和无癌症病史对照组的妊娠结局。研究结果显示，在抗肿瘤治疗开始后 1 年内妊娠的癌症幸存者中（化疗开始后 ≤1 年），早产风险要高于对照组（单独化疗：相对风险比 =1.9；95%CI 1.3 ~ 2.7；化疗联合放疗：相对风险比 =2.4；95%CI 1.6 ~ 3.6）。

然而，除有宫颈癌病史的女性外，较晚受孕的癌症患者，其早产风险并未高于对照组。在 Hartnett 等的另一项类似研究中，有宫颈癌、乳腺癌或白血病病史的幸存者妊娠后早产风险较高，而有脑癌和非霍奇金淋巴瘤病史的幸存者妊娠后小于胎龄儿的出生风险增高 [19]。

在美国北卡罗来纳州的一项数据库链接研究中，Anderson 等发现，与对照组相比，各种癌症幸存者生育早产儿和低出生体重儿的风险增加 [20]。在以色列的另一项大规模人口数据分析中，Pillar 等将 15 000 多名妊娠前有癌症病史的女性与无癌症病史的对照组进行了比较，结果发现，妊娠前有癌症史的女性发生妊娠期母婴并发症的风险增加，尤其是早产风险增加了近 50%[21]。幸运的是，妊娠并发症的绝对发病率相对较低，尤其是最严重的并发症，如孕妇死亡和胎儿死亡。

总结

生育对于癌症患者是可行的，且似乎不会影响母体预后。然而，癌症幸存女性常常面临着多个挑战。母胎医学会指出，妊娠可能会给先前因化疗而受损的器官带来压力，因此需要进行额外的监测，以降低母婴并发症的风险。成功妊娠的癌症幸存者应该由一个多学科团队，包括专业的产科医生和新生儿医生在整个妊娠期间进行监测和管理。

（Barbara Buonomo, Hatem A. Azim Jr, Carlo Alviggi, Fedro A. Peccatori）

参考文献

1. Peccatori FA, Azim HA Jr, Orecchia R, Hoekstra HJ, Pavlidis N, Kesic V, et al. Cancer, pregnancy and fertility: ESMO clinical practice guidelines for diagnosis, treatment and follow-up. Ann Oncol. 2013;24(Suppl 6):vi160–70.
2. Gerstl B, Sullivan E, Chong S, Chia D, Wand H, Anazodo A. Reproductive outcomes after a childhood and adolescent young adult cancer diagnosis in female cancer survivors: a systematic review and meta-analysis. J Adolesc Young Adult Oncol. 2018. [Epub ahead of print]. https://

doi.org/10.1089/jayao.2018.0036.
3. Jacobs LA, Pucci DA. Adult survivors of childhood cancer: the medical and psychosocial late effects of cancer treatment and the impact on sexual and reproductive health. J Sex Med. 2013;10(Suppl):120–6.
4. Blouet A, Zinger M, Capitain O, et al. Sexual quality of life evaluation after treatment among women with breast cancer under 35 years old. Support Care Cancer. 2018. [Epub ahead of print]. https://doi.org/10.1007/s00520-018-4374-z.
5. Armuand G, Skoog-Svanberg A, Bladh M, Sydsjö G. Reproductive patterns among childhood and adolescent cancer survivors in sweden: a population-based matched-cohort study. J Clin Oncol. 2017;35(14):1577–83.
6. Azim HA Jr, Santoro L, Pavlidis N, et al. Safety of pregnancy following breast cancer diagnosis: a meta-analysis of 14 studies. Eur J Cancer. 2011;47:74–83.
7. Valachis A, Tsali L, Pesce LL, et al. Safety of pregnancy after primary breast carcinoma in young women: a meta-analysis to overcome bias of healthy mother effect studies. Obstet Gynecol Surv. 2010;65:786–93.
8. Kroman N. Pregnancy after cancer, is it possible and safe to the mother and the child? Acta Obstet Gynecol Scand. 2019. [Epub ahead of print]. https://doi.org/10.1111/aogs.13596.
9. Byrom L, Olsen CM, Knight L, Khosrotehrani K, Green AC. Does pregnancy after a diagnosis of melanoma affect prognosis? Systematic review and meta-analysis. Dermatol Surg. 2015;41:875–82.
10. Hartnett KP, Mertens AC, Kramer MR, Lash TL, Spencer JB, Ward KC, Howards PP. Pregnancy after cancer: does timing of conception affect infant health? Cancer. 2018;124(22):4401–7. [Epub 7 Nov 2018]. https://doi.org/10.1002/cncr.31732.
11. Haggar FA, Pereira G, Preen D, D'Arcy Homan C, Einarsdottir K. Adverse obstetric and perinatal outcomes following treatment of adolescent and young adult cancer: a population-based cohort study. PLoS One. 2014;9(12):e113292.
12. Baker KS, Ness KK, Steinberger J, Carter A, Francisco L, Burns LJ. Diabetes, hypertension, and cardiovascular events in survivors of hematopoietic cell transplantation: a report from the bone marrow transplantation survivor study. Blood. 2007;109:1765–72.
13. Taskinen M, Saarinen-Pihkala UM, Hovi L, Lipsanen-Nyman M. Impaired glucose tolerance and dyslipidaemia as late effects after bone-marrow transplantation in childhood. Lancet. 2000;356:993–7.
14. Link K, Moëll C, Garwicz S, Cavallin-Stahl E, Bjork J, Thilen U. Growth hormone deficiency predicts cardiovascular risk in young adults treated for acute lymphoblastic leukemia in childhood. J Clin Endocrinol Metab. 2004;89:5003–12.
15. Wo JY, Viswanathan AN. Impact of radiotherapy on fertility, pregnancy, and neonatal outcomes in female cancer patients. Int J Radiat Oncol Biol Phys. 2009;73:1304–12.
16. Partridge AH. Pregnancy after cancer: timing is everything. Cancer. 2018;124(22):4290–1. [Epub 7 Nov 2018]. https://doi.org/10.1002/cncr.31730.
17. Mueller BA, Chow EJ, Kamineni A, et al. Pregnancy outcomes in female childhood and adolescent cancer survivors: a linked cancer-birth registry analysis. Arch Pediatr Adolesc Med. 2009;163:879–86.
18. Signorello LB, Cohen SS, Bosetti C, et al. Female survivors of childhood cancer: preterm birth and low birth weight among their children. J Natl Cancer Inst. 2006;98:1453–61.
19. Hartnett KP, Ward KC, Kramer MR, et al. The risk of preterm birth and growth restriction in pregnancy after cancer. Int J Cancer. 2017;141:2187–96.
20. Anderson C, Engel SM, Mersereau JE, et al. Birth outcomes among adolescent and young adult cancer survivors. JAMA Oncol. 2017;3:1078–84.
21. Pillar N, Mazaki-Tovi S, Berger R, Paluch-Shimon S, Symon Z, Lawrence YR. Pregnancy outcome and survivorship in cancer patients [abstract]. J Clin Oncol. 2013;31(Suppl):1503.

第 2 章　激素敏感型乳腺癌病史女性妊娠的安全性与挑战

引言

在育龄期女性中，乳腺癌是最常见的恶性肿瘤[1]。然而，随着推迟生育的趋势不断上升，越来越多的女性在组建家庭之前就被确诊乳腺癌[2]。几项研究指出，年轻乳腺癌患者非常担心未来的生育能力，并表现出在乳腺癌治愈后有妊娠的意愿[3-5]。

另外，在涉及解决年轻乳腺癌患者生育和妊娠问题方面，似乎存在着知识缺口。2018 年，一项在欧洲和美国超过 200 名乳腺癌专家参与的大型调查显示，关于乳腺癌治疗后生育和妊娠的问题，约 50% 的乳腺癌专家没有了解过、甚至不知道乳腺癌患者妊娠的相关指南[5]。在这一研究中，超过 1/3 的乳腺癌专家认为，乳腺癌患者妊娠可能是有害的，尤其是有激素敏感型乳腺癌病史的女性。

患有激素敏感型乳腺癌的年轻女性约占所有乳腺癌患者的 60%[6, 7]。作为标准辅助治疗的一部分，会进行为期 5 ~ 10 年的“激素或内分泌”治疗，用于降低或阻断性激素对乳腺的影响。这些治疗方案（如他莫昔芬、卵巢功能抑制剂、芳香化酶抑制剂联合卵巢功能抑制剂）已被证实可以改善年轻乳腺癌患者的长期预后[8-10]。因此，**我们认为讨论激素敏感肿瘤女性患者的妊娠问题可能会引起很多争议**。一方面，妊娠期间女性激素水平的大幅增加“至少在理论上”可能潜在地促进乳腺癌复发；另一方面，允许乳腺癌患者妊娠可能会影响内分泌治疗方案的进程，进而可能会对乳腺癌的治疗结局产生不利影响[10]。

雌激素受体阳性乳腺癌病史女性妊娠后疾病复发的风险

在癌症幸存者中，与其他类型的恶性肿瘤患者相比，有乳腺癌病史女性癌症治疗后的妊娠率最低[11, 12]，这与许多因素相关，其中包括患者对乳腺癌确诊后妊娠安全性的担忧，尤其是激素敏感型乳腺癌患者。

2011 年，我们发表了一篇荟萃分析，回顾了所有有关乳腺癌病史女性妊娠安全性的病例对照研究和基于人群的研究[13]。主要结果表明，女性乳腺癌患者妊娠并无害处，相反，它实际上与患者更好的生存状态相关。然而，这项研究强调了该领域已发表文献的两个主要局限性：一个局限性是对照组的选择，即未妊娠的患者。这些研究中大部分都没有考虑到患者备孕时间的偏差，换言之，由于妊娠只发生在没有复发迹象的患者身上，因此，必须确保对照组癌症不复发的最小时段与癌症治疗后到妊娠之间的时段相一致，这是至关重要的。另一个局限性是关于雌激素受体状态的信息，纳入的研究中都未包括该信息，也没有针对激素敏感型乳腺癌患者怀孕安全性方面进行特定研究分析。有趣的是，尽管截至 2011 年已发表了约 14 项研究证明了乳腺癌治疗后妊娠的安全性，但调查结果显示，乳腺癌患者仍然被主治医生建议不要妊娠，因为她们担心妊娠会刺激癌症复发[14]。

几年后，为了解决先前在该领域已发表研究的局限性，包括了解激素敏感型乳腺癌患者妊娠的安全性，我们发表了一项大型多中心试验的主要结果[15]。该试验纳入了 1000 多名患者，其中约 200 名在确诊激素敏感型乳腺癌后妊娠。重要的是，选择对照组时考虑到了备孕时间的偏差。主要结果显示，妊娠后中位随访时间为 4.5 年，乳腺癌妊娠组和对照组的无病生存率没有差异，在所有激素敏感型乳腺癌患者以及激素受体阴性患者中均观察到这个结果。此外，流产与否和受孕时间均与乳腺癌患者的预后无关，并且妊娠后随访 7.2 年的最新研究也得到了同样的研究结果[16]。该项研究为乳腺癌甚至激素敏感型乳腺癌患者的妊娠安全性提供了更精确的理论依据。

长期辅助内分泌治疗时乳腺癌患者妊娠的可行性

目前的证据表明，乳腺癌患者妊娠的时间对癌症预后没有影响[15]。推荐乳腺癌诊治后至少2年内避免怀孕，因为此期间乳腺癌复发风险最高[17]，所以对乳腺癌患者和其治疗医生而言，患者避开这段时间妊娠将更加令人放心。此外，这样做还可以使患者卵巢功能得到恢复，因为在接受辅助化疗后，卵巢功能通常会受到损害。

乳腺癌患者通常接受连续5年的辅助内分泌治疗，有的甚至长达10年[8-10]。这使患者在完成内分泌治疗后妊娠的可行性变得非常低，因为卵巢功能会随着年龄增长而下降，尤其是曾经接受过全身辅助化疗的患者。相反，这种形势在雌激素受体阴性患者中没有那么严峻，因为她们不需要接受内分泌治疗。

因此，问题在于：乳腺癌患者为了妊娠而中断内分泌治疗是否安全？这是否会增加患者癌症复发的风险？迄今为止，我们缺乏临床研究数据来回答这个问题。这种“暂时中断内分泌治疗”的方法在转诊中心正逐渐个体化应用，该方法的使用取决于患者预后、能否接受不确定性的意愿以及患者如果完成5年内分泌治疗后妊娠的概率。但是，患者是否愿意接受这样的风险呢？ 2015年发表的一项包括200多名患者的研究回答了这个问题[18]。研究结果显示，约40%的患者愿意为了妊娠而暂时中断内分泌治疗，其中大多数是那些年龄不到35岁的女性。此外，多项研究显示，乳腺癌患者对内分泌治疗的依从性较差，尤其是年轻女性患者，一些研究显示只有50%的患者能够完成为期5年的内分泌治疗方案[19, 20]。有人认为，如果治疗疗程为10年，这个比例会更低。依从性差的主要原因是患者想恢复正常生活，以及对这种疗法长期副作用（包括但不限于对生育力的影响）的耐受性较差。这项研究强调了有必要明确特定的方案，为有激素敏感型乳腺癌病史及妊娠意愿的年轻患者提供咨询帮助。

综合以上因素考虑，随着年轻乳腺癌女性患者妊娠安全性的证据越来越多，促使了一项大型国际临床试验（POSITIVE; clinical trials.org: NCT02308085）的启动。该试验旨在评估因为妊娠而暂时中断内分泌治疗的安全性。这是一项前瞻性的二期试验，纳入了年龄小于42岁、雌激素受体阳性和有妊娠意愿的乳腺癌患者。这些患者应在中断治疗前至少接受了 18 ~ 30 个月的内分泌治疗。考虑到患者在恢复内分泌治疗前妊娠及可能进行母乳喂养，中断期最长为 2 年。对患者辅助全身治疗的选择和内分泌治疗的疗程由治疗医生决定，但该试验强烈建议至少为期 5 年。该试验评估几个转化研究终点，包括内分泌治疗对卵巢功能参数的影响，以及中断治疗对循环标记物（包括循环肿瘤 DNA）的影响。该试验计划在 2019 年底招募约 500 名乳腺癌患者。这项试验有望为有妊娠意愿的年轻乳腺癌患者暂时中断内分泌治疗的安全性提供强有力的证据，在日常临床实践中改进对这些患者的咨询。

有乳腺癌病史女性的产科结局

已经有多个研究发布了关于乳腺癌病史女性的妊娠结局（表 2.1）[21-24]。这些研究显示，年轻乳腺癌幸存者的新生儿先天畸形率似乎与普通人群

表 2.1　有乳腺癌病史女性妊娠结局的主要研究

	Langagergaard 等 [21]	Dalberg 等 [22]	Azim 等 [23]	Lambertini 等 [24]
发表年份	2005	2006	2012	2018
妊娠次数	216	331	45	80
平均怀孕年龄（岁）	34.4	34	34	34
研究类型	基于人群研究	基于人群研究	前瞻性队列研究	前瞻性队列研究
先前治疗方案				
- 化疗 - 内分泌治疗 - HER2 靶向治疗	不详	不详	100% 不详 100%	100% 60% 100%
平均分娩时孕龄（周）	39	37 ~ 42（88%）	39	39
胎儿结局				
- 平均胎儿体重（g）	3411	2500 ~ 4400（88%）	3397	3345
- 平均胎儿 10 分钟时 Apgar 评分	不详	7 ~ 10（92%）	9	9
- 先天性畸形率	3.4%	7%	2.2%	1.7%

相似。然而，早期的系列研究报道了有乳腺癌病史女性的流产率较高（35% 左右）；这可能也反映了医生和患者对乳腺癌治疗后妊娠安全性的担忧[15, 22]。最近的研究显示，患者乳腺癌治疗后自然和人工流产率约为12%，而先天性畸形率为 2% ~ 3%[2, 13]。这个结果相当令人放心，与没有接受抗肿瘤治疗的普通人群所观察到的结果相当（约 17% 的自然流产率和 3% 的先天畸形率）[25]。

患者辅助内分泌治疗期间意外妊娠的处理

乳腺癌患者在辅助内分泌治疗期间意外怀孕并不罕见。

大多数患者在接受辅助化疗时出现闭经[26]，这种影响大部分是可逆的，主要取决于她们的年龄。一般在化疗结束后的几周内开始启动辅助内分泌治疗，对于大多数患者这段时期内化疗导致的闭经是永久性的还是卵巢功能可以逐渐恢复尚不清楚。另外，作为年轻乳腺癌患者的主要辅助内分泌治疗药物，他莫昔芬可能会影响月经量；然而，它也可以促进排卵[27]。因此，因化疗而出现暂时性闭经女性在服用他莫昔芬时可能会恢复卵巢功能，但未必会恢复正常月经周期。这可能是患者尽管长期处于“闭经”状态，但在服用他莫昔芬后仍会怀孕的原因。

关于怀孕期间服用他莫昔芬患者的妊娠结局已有几份研究报告[28]。一项预防试验中报道的 85 例妊娠中无一例出现先天性畸形[28]。而另一方面，阿斯利康（他莫昔芬制造商）安全数据库报告 44 例活产婴儿中有 11 例患有先天性畸形。此外，有 6 例因胎儿缺陷而终止妊娠。其他文献中也发表了关于先天性畸形的零星病例[29-31]。总体而言，文献共报道了妊娠期间服用他莫昔芬患者分娩的约 138 名活产婴儿，其中 16 例出现先天性畸形。因此，很难准确评估继发于他莫昔芬暴露导致的先天畸形的风险和发生率。然而，妊娠期间他莫昔芬暴露似乎存在问题，并且是先天性畸形的一个重要风险因素。

因此，对化疗时出现暂时性闭经的女性，医生在开始单用他莫昔芬的内分泌治疗之前，与患者讨论适当的避孕方法是至关重要的。在完成他莫昔芬治疗后，在备孕前经过至少 3 个月的药物洗脱期再尝试妊娠是非常重要的。

总结

在未来妊娠方面，有激素敏感型乳腺癌病史的年轻女性面临着一些挑战。近年来的研究表明，乳腺癌幸存者妊娠是安全的，即使有激素敏感型乳腺癌病史女性也可以考虑。这些女性的治疗医生应该提供充分的建议和时间，来与患者讨论这些问题。这些问题对大多数患者而言至关重要，因此不可采用一刀切的方法。从癌症史、家庭情况和年龄等因素考虑，为每个患者量身制订治疗方案，将有助于做出更适合每个患者的治疗决策。

（Hatem A. Azim Jr）

参考文献

1. Rosenberg SM, Newman LA, Partridge AH. Breast cancer in young women: rare disease or public health problem? JAMA Oncol. 2015;1:877–8.
2. Azim HA Jr, Peccatori FA, de Azambuja E, et al. Motherhood after breast cancer: searching for la dolce vita. Expert Rev Anticancer Ther. 2011;11:287–98.
3. Partridge AH, Gelber S, Peppercorn J, et al. Web-based survey of fertility issues in young women with breast cancer. J Clin Oncol. 2004;22:4174–83.
4. Ruddy KJ, Gelber SI, Tamimi RM, et al. Prospective study of fertility concerns and preservation strategies in young women with breast cancer. J Clin Oncol. 2014;32:1151–6.
5. Lambertini M, Di Maio M, Pagani O, et al. The BCY3/BCC 2017 survey on physicians' knowledge, attitudes and practice towards fertility and pregnancy-related issues in young breast cancer patients. Breast. 2018;42:41–9.
6. Collins LC, Marotti JD, Gelber S, et al. Pathologic features and molecular phenotype by patient age in a large cohort of young women with breast cancer. Breast Cancer Res Treat. 2012;131:1061–6.
7. Azim HA Jr, Michiels S, Bedard PL, et al. Elucidating prognosis and biology of breast cancer arising in young women using gene expression profiling. Clin Cancer Res. 2012;18:1341–51.
8. Pagani O, Regan MM, Walley BA, et al. Adjuvant exemestane with ovarian suppression in premenopausal breast cancer. N Engl J Med. 2014;371:107–18.
9. Francis PA, Regan MM, Fleming GF. Adjuvant ovarian suppression in premenopausal breast cancer. N Engl J Med. 2015;372:1673.
10. Davies C, Pan H, Godwin J, et al. Long-term effects of continuing adjuvant tamoxifen to 10 years versus stopping at 5 years after diagnosis of oestrogen receptor-positive breast cancer: ATLAS, a randomised trial. Lancet. 2013;381:805–16.
11. Stensheim H, Cvancarova M, Moller B, et al. Pregnancy after adolescent and adult cancer: a population-based matched cohort study. Int J Cancer. 2011;129:1225–36.
12. Peccatori FA, Azim HA Jr, Orecchia R, et al. Cancer, pregnancy and fertility: ESMO Clinical

Practice Guidelines for diagnosis, treatment and follow-up. Ann Oncol. 2013;24(Suppl 6):vi160–70.
13. Azim HA Jr, Santoro L, Pavlidis N, et al. Safety of pregnancy following breast cancer diagnosis: a meta-analysis of 14 studies. Eur J Cancer. 2011;47:74–83.
14. Biglia N, Torrisi R, D'Alonzo M, et al. Attitudes on fertility issues in breast cancer patients: an Italian survey. Gynecol Endocrinol. 2015;31:458–64.
15. Azim HA Jr, Kroman N, Paesmans M, et al. Prognostic impact of pregnancy after breast cancer according to estrogen receptor status: a multicenter retrospective study. J Clin Oncol. 2013;31:73–9.
16. Lambertini M, Kroman N, Ameye L, et al. Long-term safety of pregnancy following breast cancer according to estrogen receptor status. J Natl Cancer Inst. 2018;110:426–9.
17. Metzger-Filho O, Sun Z, Viale G, et al. Patterns of recurrence and outcome according to breast cancer subtypes in lymph node-negative disease: results from international breast cancer study group trials VIII and IX. J Clin Oncol. 2013;31:3083–90.
18. Pagani O, Ruggeri M, Manunta S, et al. Pregnancy after breast cancer: are young patients willing to participate in clinical studies? Breast. 2015;24:201–7.
19. Huiart L, Bouhnik AD, Rey D, et al. Early discontinuation of tamoxifen intake in younger women with breast cancer: is it time to rethink the way it is prescribed? Eur J Cancer. 2012;48:1939–46.
20. Cluze C, Rey D, Huiart L, et al. Adjuvant endocrine therapy with tamoxifen in young women with breast cancer: determinants of interruptions vary over time. Ann Oncol. 2012;23:882–90.
21. Langagergaard V, Gislum M, Skriver MV, et al. Birth outcome in women with breast cancer. Br J Cancer. 2006;94:142–6.
22. Dalberg K, Eriksson J, Holmberg L. Birth outcome in women with previously treated breast cancer—a population-based cohort study from Sweden. PLoS Med. 2006;3:e336.
23. Azim HA Jr, Metzger-Filho O, de Azambuja E, et al. Pregnancy occurring during or following adjuvant trastuzumab in patients enrolled in the HERA trial (BIG 01-01). Breast Cancer Res Treat. 2012;133:387–91.
24. Lambertini M, Martel S, Campbell C, et al. Pregnancies during and after trastuzumab and/or lapatinib in patients with human epidermal growth factor receptor 2-positive early breast cancer: analysis from the NeoALTTO (BIG 1-06) and ALTTO (BIG 2-06) trials. Cancer. 2019;125:307–16.
25. Dolk H, Loane M, Garne E. The prevalence of congenital anomalies in Europe. Adv Exp Med Biol. 2010;686:349–64.
26. Lambertini M, Del Mastro L, Pescio MC, et al. Cancer and fertility preservation: international recommendations from an expert meeting. BMC Med. 2016;14:1.
27. Sharma S, Rani G, Bose G, et al. Tamoxifen is better than low-dose clomiphene or gonadotropins in women with thin endometrium (<7 mm) after clomiphene in intrauterine insemination cycles: a prospective study. J Hum Reprod Sci. 2018;11:34–9.
28. Braems G, Denys H, De Wever O, et al. Use of tamoxifen before and during pregnancy. Oncologist. 2011;16:1547–51.
29. Tewari K, Bonebrake RG, Asrat T, et al. Ambiguous genitalia in infant exposed to tamoxifen in utero. Lancet. 1997;350:183.
30. Cullins SL, Pridjian G, Sutherland CM. Goldenhar's syndrome associated with tamoxifen given to the mother during gestation. JAMA. 1994;271:1905–6.
31. Berger JC, Clericuzio CL. Pierre Robin sequence associated with first trimester fetal tamoxifen exposure. Am J Med Genet A. 2008;146A:2141–4.

第 3 章　妇科癌症后的妊娠

概述

妇科癌症之后的妊娠相对罕见，尽管产科医生遇到这类问题的机会在增加。这使产科医生有必要熟悉妇科癌症后妊娠的风险和产科管理策略。本章节将系统地描述有宫颈、卵巢和外阴恶性肿瘤病史女性的生育问题、妊娠结局和产科管理。

宫颈癌后的妊娠

引言

近 50%的宫颈癌病例发生在 45 岁以下的女性，因此生育问题对于这些患者而言非常重要。尽管根治性子宫切除术是早期宫颈癌的标准治疗方法，但患有 1A1、1A2 或病灶较小的 1B1 期宫颈癌（无高危特征）的育龄期女性可以选择保留生育功能的手术。保留生育功能手术的选择有：宫颈锥形切除术、单纯宫颈切除术和（经阴道、经腹或腹腔镜）根治性宫颈切除术 [1-5]。更晚期的宫颈癌则在放化疗后就不再适合妊娠。当宫颈肿瘤较大的女性非常强烈希望保留生育功能时，一些医院也提供新辅助化疗方案，随后进行根治性宫颈切除术 [6]。

然而，保留生育功能的手术可能会引起受孕问题和产科并发症，如早产。不幸的是，对根治性宫颈切除术后妊娠的最佳产科管理，目前我们知之甚少。

本章概述了保留生育功能的宫颈癌手术后的生育问题和妊娠结局，并指导如何进行妊娠期产科管理。

宫颈环形电刀切除术（LLETZ）、宫颈锥形切除术或单纯经阴道宫颈切除术后的妊娠

早期宫颈癌可以通过冷刀锥切术或单纯宫颈切除术来治疗，其中大多数宫颈被切除的部分呈圆柱形（而不是圆锥形），不切除宫旁组织。根据被切除的宫颈大小，可在单纯宫颈切除术后进行宫颈环扎。

生育问题

只有少数研究关注宫颈局部切除［主要是宫颈锥切和宫颈环形电刀切除术（large loop excision of the transformation zone，LLETZ）］对女性生育能力的影响。理论上的影响包括：宫颈狭窄阻止精子进入，继发上行感染导致输卵管损伤，以及宫颈黏液的改变[7]。然而，大多数研究并没有显示患者妊娠延迟或增加其他生育问题的发生[7-9]。有一项研究确实报告了治疗组的受孕时间更长[10]。需要注意的是，所有这些研究主要集中在癌前病变患者，其中大多数患者接受了 LLETZ 治疗。

在一个小型病例系列报道中，单纯宫颈切除术似乎不会对生育能力产生负面影响，这个报道中所有尝试怀孕的患者均成功妊娠[11]。

妊娠结局

宫颈锥切术和 LLETZ 与早产、胎膜早破、妊娠早期宫颈长度缩短和低出生体重儿的风险增加有关[12-14]。此外，早产的发生率和严重程度随着切除锥体深度增加而上升，尤其是当切除深度大于 10～12 mm 时[15, 16]。值得注意的是，宫颈发育不良女性的早产基线风险增加，而手术治疗进一步加重了早产的风险[15, 16]。单纯宫颈切除术后早产率为 17%，中期妊娠流产率为 7%，与根治性经阴道宫颈切除术后的妊娠结局相当。目前尚不清楚单纯宫颈切除术后常规行宫颈环扎术是否会改善这些结局[11]。

产科管理

LLETZ、宫颈锥切术和单纯宫颈切除术后孕妇发生早产的风险增加，表明这些女性的妊娠应被视为潜在的高危妊娠[11]。建议进行连续的宫颈长度测量，以评估 LLETZ 和宫颈锥切术后孕妇自发性早产的风险。妊娠中期宫颈长度短于 25 mm 被认为是早产有力的预测指标。此外，在 13 周、

16周和20周左右测量的较低的最大宫颈长度和第13～20周较大的宫颈长度变化似乎是自发性早产的预测指标[17]。

（经阴道、经腹或腹腔镜下）根治性宫颈切除术后的妊娠

根治性宫颈切除术包括切除子宫颈、部分阴道壁和宫旁组织。该手术包括彻底的双侧盆腔淋巴结清扫术。如果手术经阴道进行，则先进行淋巴结清扫，然后再进行根治性子宫颈切除术。尽管目前未达成明确的共识，但是大多数外科医生会预防性地进行宫颈环扎以减少早产的风险[6, 18]。

生育力

根治性宫颈切除术与生育力低下的风险增加相关。据报道，经腹和腹腔镜下根治性宫颈切除术后的受孕率（53%～59%和50%～56%）低于经阴道根治性宫颈切除术（67%～80%）[3, 11, 19]。生育力低下的最重要原因是宫颈狭窄，据报道其发生率为8%～11%，最常发生于经腹根治性宫颈切除术后[3, 6]。值得注意的是，一小部分患者在根治性宫颈切除术后从未尝试怀孕[20]。

妊娠结局

根治性宫颈切除术后患者的孕早期流产率与普通人群相当[2, 6, 20, 21]。尽管不同手术方式的产科结局存在很大差异，但是孕中期流产率和早产率明显增加。总体而言，根治性宫颈切除术后患者早产率为38%，活产率为70%[19]。经阴道根治性宫颈切除术后患者的产科结局似乎优于经腹根治性宫颈切除术[6]。据报道，经阴道根治性宫颈切除术后，患者早产率为25%～33%[18, 21, 22]，略低于经腹根治性宫颈切除术后的早产率[4]。经阴道根治性宫颈切除术后2/3的妊娠达到了孕晚期，而经腹根治性宫颈切除术后这一比例仅为40%～52%[4, 6, 23]。经腹根治性宫颈切除术后的孕中期流产率也高于经阴道根治性宫颈切除术组（19% *vs.* 8%）[6]。关于腹腔镜下根治性宫颈切除术后患者的产科结局报道有限，但早产率似乎很高，为48%～60%[5, 24]。一项小型研究报道在机器人辅助的根治性宫颈切除术后患者足月分娩率为71%[3]。几乎所有根治性宫颈切除术后的早产病例都是由胎膜早破（proceeded by premature rupture of membranes，PPROM）引起的，这被认为是机械性和功能性宫颈功能不全伴随亚临床感染的结果[18,19,25]。

产科管理

根治性宫颈切除术后妊娠发生并发症的风险较高，主要是早产。因此，母胎医学专家应尽早参与患者管理。根治性宫颈切除术后妊娠的患者应与其他宫颈功能不全患者的产科管理类似，包括用超声连续监测宫颈长度，尽管超声检查在预测这类患者早产方面的价值存在争议。不推荐常规卧床休息、常规预防性使用抗生素和产前皮质类固醇。可进行细菌性阴道病的早期筛查和指导治疗 [2, 18, 21, 26]，必须注意环扎线侵蚀周围组织的迹象，这似乎在经腹根治性宫颈切除术后更为常见 [6]。

根治性宫颈切除术后妊娠患者强烈推荐其选择剖宫产分娩。当然，如果有宫颈环扎线时必须选择剖宫产。然而，在没有宫颈环扎线的情况下，阴道分娩也是存在风险的，因为短小的瘢痕宫颈可能不能充分扩张而发生横向撕裂，从而导致子宫动脉出血的风险 [6]。

在存在宫颈环扎线的情况下，PPROM 患者的实践指南文献较少。然而，由于根治性子宫颈切除术后的首选分娩方式是剖宫产，因此在密切监测感染迹象的前提下保留环扎线似乎是合理的 [18]。

卵巢癌后的妊娠

引言

近年来，卵巢癌患者保留生育功能的治疗越来越受到关注 [27, 28]。高达 14% 的上皮性卵巢癌（epithelial ovarian cancer，EOC）和 30% 的卵巢交界性肿瘤（borderline ovarian tumors，BOT）在患者育龄期被诊断出来，而大多数非上皮性卵巢癌（nEOC）在患者年轻时即被诊断出来 [29-32]。

妊娠结局

目前缺乏卵巢癌保留生育功能手术后怀孕的大型队列研究，尽管病例报告和相关小样本队列研究并未提示术后不良妊娠结局的风险升高 [28, 32-53]。在一项系统性文献回顾综述中，卵巢癌保留生育功能手术史的女性妊娠后足月分娩率为 64% ~ 77%[54]。而最近研究报道的活产率更高，为 80% ~ 95%[32, 33, 55]。目前没有研究报道过关于 EOC 和 nEOC 的辅助化疗对妊娠结局的负面影响 [56]。现有证据表明，有卵巢癌病史女性如果妊娠，大概率孕期是平顺的，且新生儿结局良好。因此，在产科管理方面，没有特别的建议。

外阴癌后的妊娠

前言

关于外阴癌治疗后妊娠的报道很少，主要是因为外阴癌在年轻女性中极为少见[57]。外阴癌治疗通常包括手术（**局部外阴根治切除**或根治性外阴切除术）联合或不联合腹股沟淋巴结清扫，有时还会进行辅助放疗。由于外阴癌后的妊娠极其罕见，所有可参考的文献均是病例报告。

妊娠结局

外阴癌治疗完成后妊娠似乎不会增加癌症复发风险，在产前阶段也没有任何负面影响的报道。在大多数病例中，由于外阴瘢痕的存在，患者行剖宫产分娩。然而，也有文献报道 4 名（外阴癌治愈后的）经产妇为经阴道分娩[58-63]。

产科管理

若在外阴癌治愈后妊娠，应根据患者先前手术治疗的范围、是否辅助放疗以及患者经产状况，个性化确定其分娩方式。

（Marieke van der Zalm, Frederic Amant, Joris van Drongelen）

参考文献

1. Plante M, Renaud MC, Sebastianelli A, Gregoire J. Simple vaginal trachelectomy: a valuable fertility-preserving option in early-stage cervical cancer. Int J Gynecol Cancer. 2017;27(5):1021–7.
2. Plante M, Renaud MC, Hoskins IA, Roy M. Vaginal radical trachelectomy: a valuable fertility-preserving option in the management of early-stage cervical cancer. A series of 50 pregnancies and review of the literature. Gynecol Oncol. 2005;98(1):3–10.
3. Johansen G, Lonnerfors C, Falconer H, Persson J. Reproductive and oncologic outcome following robot-assisted laparoscopic radical trachelectomy for early stage cervical cancer. Gynecol Oncol. 2016;141(1):160–5.
4. Pareja R, Rendon GJ, Sanz-Lomana CM, Monzon O, Ramirez PT. Surgical, oncological, and obstetrical outcomes after abdominal radical trachelectomy—a systematic literature review. Gynecol Oncol. 2013;131(1):77–82.

5. Park JY, Kim DY, Suh DS, Kim JH, Kim YM, Kim YT, et al. Reproductive outcomes after laparoscopic radical trachelectomy for early-stage cervical cancer. J Gynecol Oncol. 2014;25(1):9–13.
6. Plante M. Evolution in fertility-preserving options for early-stage cervical cancer: radical trachelectomy, simple trachelectomy, neoadjuvant chemotherapy. Int J Gynecol Cancer. 2013;23(6):982–9.
7. Martyn FM, McAuliffe FM, Beggan C, Downey P, Flannelly G, Wingfield MB. Excisional treatments of the cervix and effect on subsequent fertility: a retrospective cohort study. Eur J Obstet Gynecol Reprod Biol. 2015;185:114–20.
8. Bigrigg A, Haffenden DK, Sheehan AL, Codling BW, Read MD. Efficacy and safety of large-loop excision of the transformation zone. Lancet. 1994;343(8888):32–4.
9. Turlington WT, Wright BD, Powell JL. Impact of the loop electrosurgical excision procedure on future fertility. J Reprod Med. 1996;41(11):815–8.
10. Spracklen CN, Harland KK, Stegmann BJ, Saftlas AF. Cervical surgery for cervical intraepithelial neoplasia and prolonged time to conception of a live birth: a case-control study. BJOG. 2013;120(8):960–5.
11. Plante M, Gregoire J, Renaud MC, Sebastianelli A, Grondin K, Noel P, et al. Simple vaginal trachelectomy in early-stage low-risk cervical cancer: a pilot study of 16 cases and review of the literature. Int J Gynecol Cancer. 2013;23(5):916–22.
12. Pils S, Eppel W, Seemann R, Natter C, Ott J. Sequential cervical length screening in pregnancies after loop excision of the transformation zone conisation: a retrospective analysis. BJOG. 2014;121(4):457–62.
13. Zhuang H, Hong S, Zheng L, Zhang L, Zhuang X, Wei H, et al. Effects of cervical conisation on pregnancy outcome: a meta-analysis. J Obstet Gynaecol. 2019;39(1):74–81.
14. Crane JM. Pregnancy outcome after loop electrosurgical excision procedure: a systematic review. Obstet Gynecol. 2003;102(5 Pt 1):1058–62.
15. Kyrgiou M, Athanasiou A, Paraskevaidi M, Mitra A, Kalliala I, Martin-Hirsch P, et al. Adverse obstetric outcomes after local treatment for cervical preinvasive and early invasive disease according to cone depth: systematic review and meta-analysis. BMJ. 2016;354:i3633.
16. Gatta LA, Kuller JA, Rhee EHJ. Pregnancy outcomes following cervical conization or loop electrosurgical excision procedures. Obstet Gynecol Surv. 2017;72(8):494–9.
17. Wang L. Value of serial cervical length measurement in prediction of spontaneous preterm birth in post-conization pregnancy without short mid-trimester cervix. Sci Rep. 2018;8(1):15305.
18. Bernardini M, Barrett J, Seaward G, Covens A. Pregnancy outcomes in patients after radical trachelectomy. Am J Obstet Gynecol. 2003;189(5):1378–82.
19. Bentivegna E, Maulard A, Pautier P, Chargari C, Gouy S, Morice P. Fertility results and pregnancy outcomes after conservative treatment of cervical cancer: a systematic review of the literature. Fertil Steril. 2016;106(5):1195–211 e5.
20. Boss EA, van Golde RJ, Beerendonk CC, Massuger LF. Pregnancy after radical trachelectomy: a real option? Gynecol Oncol. 2005;99(3 Suppl 1):S152–6.
21. Jolley JA, Battista L, Wing DA. Management of pregnancy after radical trachelectomy: case reports and systematic review of the literature. Am J Perinatol. 2007;24(9):531–9.
22. Plante M, Gregoire J, Renaud MC, Roy M. The vaginal radical trachelectomy: an update of a series of 125 cases and 106 pregnancies. Gynecol Oncol. 2011;121(2):290–7.
23. Kim CH, Abu-Rustum NR, Chi DS, Gardner GJ, Leitao MM Jr, Carter J, et al. Reproductive outcomes of patients undergoing radical trachelectomy for early-stage cervical cancer. Gynecol Oncol. 2012;125(3):585–8.
24. Ebisawa K, Takano M, Fukuda M, Fujiwara K, Hada T, Ota Y, et al. Obstetric outcomes of patients undergoing total laparoscopic radical trachelectomy for early stage cervical cancer. Gynecol Oncol. 2013;131(1):83–6.
25. Shepherd JH, Mould T, Oram DH. Radical trachelectomy in early stage carcinoma of the cervix: outcome as judged by recurrence and fertility rates. BJOG. 2001;108(8):882–5.

26. Petignat P, Stan C, Megevand E, Dargent D. Pregnancy after trachelectomy: a high-risk condition of preterm delivery. Report of a case and review of the literature. Gynecol Oncol. 2004;94(2):575–7.
27. Morice P, Denschlag D, Rodolakis A, Reed N, Schneider A, Kesic V, et al. Recommendations of the Fertility Task Force of the European Society of Gynecologic Oncology about the conservative management of ovarian malignant tumors. Int J Gynecol Cancer. 2011;21(5):951–63.
28. Cromi A, Bogani G, Uccella S, Casarin J, Serati M, Ghezzi F. Laparoscopic fertility-sparing surgery for early stage ovarian cancer: a single-centre case series and systematic literature review. J Ovarian Res. 2014;7:59.
29. Bergamini A, Petrone M, Rabaiotti E, Pella F, Cioffi R, Rossi EG, et al. Fertility sparing surgery in epithelial ovarian cancer in Italy: perceptions, practice, and main issues. Gynecol Endocrinol. 2018;34(4):305–8.
30. Trope CG, Kaern J, Davidson B. Borderline ovarian tumours. Best Pract Res Clin Obstet Gynaecol. 2012;26(3):325–36.
31. Howlader N, Noone AM, Krapcho M, Garshell J, Neyman N, Altekruse SF, Kosary CL, Yu M, Ruhl J, Tatalovich Z, Cho H, Mariotto A, Lewis DR, Chen HS, Feuer EJ, Cronin KA. SEER cancer statistics review, 1975–2010. Bethesda, MD: National Cancer Institute; 2013. http://seer.cancer.gov/csr/1975_2010/ based on November 2012 SEER data submission, posted to the SEER website.
32. Park JY, Kim DY, Suh DS, Kim JH, Kim YM, Kim YT, et al. Analysis of outcomes and prognostic factors after fertility-sparing surgery in malignant ovarian germ cell tumors. Gynecol Oncol. 2017;145(3):513–8.
33. Ratanasrithong P, Benjapibal M. Pregnancy outcomes after conservative surgery for early-stage ovarian neoplasms. Asian Pac J Cancer Prev. 2017;18(8):2083–7.
34. Colombo N, Chiari S, Maggioni A, Bocciolone L, Torri V, Mangioni C. Controversial issues in the management of early epithelial ovarian cancer: conservative surgery and role of adjuvant therapy. Gynecol Oncol. 1994;55(3 Pt 2):S47–51.
35. Zanetta G, Bonazzi C, Cantu M, Binidagger S, Locatelli A, Bratina G, et al. Survival and reproductive function after treatment of malignant germ cell ovarian tumors. J Clin Oncol. 2001;19(4):1015–20.
36. Duska LR, Chang YC, Flynn CE, Chen AH, Goodman A, Fuller AF, et al. Epithelial ovarian carcinoma in the reproductive age group. Cancer. 1999;85(12):2623–9.
37. Morice P, Camatte S, El Hassan J, Pautier P, Duvillard P, Castaigne D. Clinical outcomes and fertility after conservative treatment of ovarian borderline tumors. Fertil Steril. 2001;75(1):92–6.
38. Schilder JM, Thompson AM, DePriest PD, Ueland FR, Cibull ML, Kryscio RJ, et al. Outcome of reproductive age women with stage IA or IC invasive epithelial ovarian cancer treated with fertility-sparing therapy. Gynecol Oncol. 2002;87(1):1–7.
39. Raspagliesi F, Fontanelli R, Paladini D, di Re EM. Conservative surgery in high-risk epithelial ovarian carcinoma. J Am Coll Surg. 1997;185(5):457–60.
40. Lim-Tan SK, Cajigas HE, Scully RE. Ovarian cystectomy for serous borderline tumors: a follow-up study of 35 cases. Obstet Gynecol. 1988;72(5):775–81.
41. Boran N, Tulunay G, Caliskan E, Kose MF, Haberal A. Pregnancy outcomes and menstrual function after fertility sparing surgery for pure ovarian dysgerminomas. Arch Gynecol Obstet. 2005;271(2):104–8.
42. Fauvet R, Poncelet C, Boccara J, Descamps P, Fondrinier E, Darai E. Fertility after conservative treatment for borderline ovarian tumors: a French multicenter study. Fertil Steril. 2005;83(2):284–90; quiz 525–6.
43. Donnez J, Munschke A, Berliere M, Pirard C, Jadoul P, Smets M, et al. Safety of conservative management and fertility outcome in women with borderline tumors of the ovary. Fertil Steril. 2003;79(5):1216–21.
44. Seracchioli R, Venturoli S, Colombo FM, Govoni F, Missiroli S, Bagnoli A. Fertility and tumor

recurrence rate after conservative laparoscopic management of young women with early-stage borderline ovarian tumors. Fertil Steril. 2001;76(5):999–1004.
45. Camatte S, Morice P, Pautier P, Atallah D, Duvillard P, Castaigne D. Fertility results after conservative treatment of advanced stage serous borderline tumour of the ovary. BJOG. 2002;109(4):376–80.
46. Gotlieb WH, Flikker S, Davidson B, Korach Y, Kopolovic J, Ben-Baruch G. Borderline tumors of the ovary: fertility treatment, conservative management, and pregnancy outcome. Cancer. 1998;82(1):141–6.
47. Morris RT, Gershenson DM, Silva EG, Follen M, Morris M, Wharton JT. Outcome and reproductive function after conservative surgery for borderline ovarian tumors. Obstet Gynecol. 2000;95(4):541–7.
48. Gershenson DM. Menstrual and reproductive function after treatment with combination chemotherapy for malignant ovarian germ cell tumors. J Clin Oncol. 1988;6(2):270–5.
49. Kanazawa K, Suzuki T, Sakumoto K. Treatment of malignant ovarian germ cell tumors with preservation of fertility: reproductive performance after persistent remission. Am J Clin Oncol. 2000;23(3):244–8.
50. Low JJ, Perrin LC, Crandon AJ, Hacker NF. Conservative surgery to preserve ovarian function in patients with malignant ovarian germ cell tumors. A review of 74 cases. Cancer. 2000;89(2):391–8.
51. Gershenson DM. Clinical management potential tumours of low malignancy. Best Pract Res Clin Obstet Gynaecol. 2002;16(4):513–27.
52. Perrin LC, Low J, Nicklin JL, Ward BG, Crandon AJ. Fertility and ovarian function after conservative surgery for germ cell tumours of the ovary. Aust N Z J Obstet Gynaecol. 1999;39(2):243–5.
53. Tangir J, Zelterman D, Ma W, Schwartz PE. Reproductive function after conservative surgery and chemotherapy for malignant germ cell tumors of the ovary. Obstet Gynecol. 2003;101(2):251–7.
54. Maltaris T, Boehm D, Dittrich R, Seufert R, Koelbl H. Reproduction beyond cancer: a message of hope for young women. Gynecol Oncol. 2006;103(3):1109–21.
55. Zhang N, Chen R, Hua K, Zhang Y. A retrospective study of reproductive outcomes after fertility-sparing surgery and postoperative adjuvant chemotherapy in malignant ovarian germ cell tumors and sex cord-stromal tumors. J Ovarian Res. 2017;10(1):52.
56. Ceppi L, Galli F, Lamanna M, Magni S, Dell'Orto F, Verri D, et al. Ovarian function, fertility, and menopause occurrence after fertility-sparing surgery and chemotherapy for ovarian neoplasms. Gynecol Oncol. 2019;152(2):346–52.
57. Toriyabe K, Taniguchi H, Senda T, Nakano M, Kobayashi Y, Izawa M, et al. Pregnancy and cesarean delivery after multimodal therapy for vulvar carcinoma: a case report. Mol Clin Oncol. 2016;5(5):583–6.
58. Palmer JE, Tidy JA. Pregnancy following vulvar squamous cell carcinoma: a report of two cases. J Gynecol Oncol. 2009;20(4):254–6.
59. Dahle T. Carcinoma of the vulva and subsequent succesful pregnancy. Acta Obstet Gynecol Scand. 1959;38:448–52.
60. Collins JH, Birch HW, Pailet M, Avent JK. Pregnancy and delivery following extensive vulvectomy. Am J Obstet Gynecol. 1960;80:167–71.
61. Gemmell AA, Haines M. Pregnancy following radical vulvectomy for carcinoma of the vulva. J Obstet Gynaecol Br Emp. 1960;67:199–207.
62. Arjona JE, Velasco E, Cervelo P, Espejo E, Pizarro I, Carrasco S, et al. Pregnancy following radical vulvectomy for carcinoma of the vulva: a case report and literature review. Eur J Obstet Gynecol Reprod Biol. 2011;158(1):113–4.
63. Rubin A, Lewis GC Jr. Pregnancy and vaginal delivery following radical surgery for cancer of the vulva; review of the literature and case report. Am J Obstet Gynecol. 1953;65(6):1347–9.

第4章 癌症患者生育力保存方法概述

引言

近年来，癌症患者长期生存率的提高使得癌症治疗后的生活质量成为年轻患者及其肿瘤医生所关注的一个主要问题。一些抗肿瘤治疗具有性腺毒性，如烷化剂类药物和辐照，会导致卵巢中卵泡池的急速耗竭，从而导致早发性卵巢功能不全（premature ovarian insufficiency，POI）。癌症治疗后 POI 和不孕的风险取决于患者的年龄、化疗药物的种类和总剂量、辅助盆腔或全身放射治疗以及卵巢储备功能[1-3]。根据爱丁堡标准，POI 和不孕的风险可分为低风险（＜20%）、中风险或高风险（＞80%）[4]。由抗肿瘤治疗导致的卵巢功能障碍可能是暂时的，癌症治疗后 POI 的定义为闭经＞2 年、激素检查为绝经后水平以及阴道超声检查提示卵巢无功能[5]。然而，在临床试验中这些标准通常不会被全部考虑到，通常仅以治疗后闭经作为评估癌症治疗后卵巢功能的主要目标。因此，需要进一步的前瞻性研究来评估癌症治疗后 POI 的风险，并为每种情况提供准确的信息[6]。

总体而言，与普通人群相比，癌症幸存者的妊娠率较低（SIR 0.62；95%CI 0.60，0.63）[7]。对于某些疾病，如霍奇金淋巴瘤、乳腺癌和宫颈癌，在过去几十年中，由于治疗方法的改变（减少放射治疗的使用、采取保留生育功能的手术），以及乳腺癌患者对妊娠可能引起癌症复发的担忧减少，患者治疗后实现生育的机会逐渐增加。然而接受当前标准化疗方案的患者，如晚期淋巴瘤患者接受 BEACOPP 方案（博来霉素、依托泊苷、多柔比星、环磷酰胺、长春新碱、丙卡巴嗪、泼尼松），以及乳腺癌患者接受以蒽环类或紫杉类药物为基础的化疗方案仍有发生 POI 的高或中风险，具体取决于患者的年龄[8-10]。对于患有其他癌症如白血病的患者，POI风险仍然很高，主要是由于骨髓移植中使用的预处理方案具有性腺毒性，而骨髓移植仍然是晚期白血病最有效的治疗方法[7]。

癌症治疗后是否能够用自身卵母细胞受孕并建立家庭是年轻癌症患者在确诊时的优先考虑事项[11-13]。在一项由1000多位癌症确诊时年龄小于40岁女性患者组成的大型队列研究中，47%～63%的患者表示希望在癌症治疗后生育，尤其是患有霍奇金或非霍奇金淋巴瘤的患者[13]。另一项前瞻性研究显示，90%以上年轻乳腺癌患者对化疗导致卵巢损伤的后果表示担忧[11]。考虑到女性平均生育年龄增长的趋势，与年龄相关的不孕问题也可能在未来加剧这种担忧（OECD Family Database 2017，http://www.oecd.org/els/family/database.htm）。

因此，抗肿瘤治疗相关的性腺毒性导致的不孕风险可能会对患者造成严重心理负担，甚至影响治疗决策[14]。考虑到癌症治疗引起的卵巢损伤对患者生活质量有巨大影响，肿瘤医学会和专家委员会已将生育问题纳入癌症治疗指南（表4.1）。他们建议，所有年轻癌症患者都要被告知治疗后POI的风险，并将希望保留生育功能的患者转诊给肿瘤生殖专家。

表4.1 主要建议

	主要建议
欧洲肿瘤内科学会（ESMO）（2013）[107]	在开始抗肿瘤治疗之前，应向希望保留生育功能的年轻女性提供咨询，了解现有的生育力保存方案。咨询工作应在患者癌症确诊后尽快进行，以便及时转诊至生殖专家
St Gallen（2015）[108]	专家组认为，应根据40岁以下患者的要求，通过卵巢组织或卵母细胞冷冻保存来保护生育能力
欧洲人类生殖与胚胎学会-美国生殖医学学会（ESHRE-ASRM）（2015）[109]	某些肿瘤和非肿瘤疾病可能会影响患者当前或未来的生育能力，无论是由于疾病本身还是性腺毒性治疗，都需要一个合适的生育力保存方案。应向患者提供关于生育力可能丧失相关的咨询，并应将患者转诊至生殖专家，以讨论生育力保存方案的选择和当前结果
年轻女性乳腺癌国际共识指南第3版（BCY 3）（2017）[5]	所有年轻女性在开始任何治疗之前，如果对生育力保存感兴趣，应被转诊进行专业咨询/专科会诊
美国临床肿瘤学会（ASCO）（2018）[47]	所有肿瘤医护人员都应该准备好讨论不孕症这一潜在的治疗风险。一旦确诊癌症，应尽快进行讨论，并可与确定肿瘤分期和制订治疗计划同时进行

尽管有这些指南，仍需要继续努力以提高肿瘤医生关于生育问题的现有知识和实践，并加强肿瘤医生和肿瘤生殖中心之间的合作 [15, 16]。现有的生育力保存方案包括卵母细胞和胚胎冷冻保存、卵巢组织冷冻保存，以及促性腺激素释放激素类似物的使用。

卵母细胞和胚胎冷冻保存技术

胚胎冷冻保存是最成熟的生育力保存技术，自 20 世纪 80 年代以来，它已经成为辅助生殖治疗中的常规技术 [17]。然而，这项技术需要患者有配偶提供精子或使用捐赠者精子，并因此引起了一些伦理和法律问题，从而限制了它在不同国家的使用（例如：德国、瑞士、意大利、奥地利）[18]（表 4.2）。解决这些问题的方法之一是发展卵母细胞冷冻保存技术。自 2013 年以来，卵母细胞冷冻保存技术不再被视为是试验性的，已成为许多辅助生殖实验室可采用的标准技术 [19]。虽然卵母细胞慢速冷冻技术的成功率并不理想，但玻璃化冷冻技术的发展显著改善了临床结局。最近的一项荟萃分析证实，与慢速冷冻技术相比，卵母细胞玻璃化冷冻技术的周期妊娠率明显提高（RR=2.81，95%CI 1.05 ~ 7.51；p=0.039）[20]。与新鲜卵母细胞相比，单独使用玻璃化冷冻技术时，周期活产率无差异（RR=1.04，95%CI 0.61 ~ 1.76；p=0.892）。总体而言，每个玻璃化冷冻的卵母细胞约有 8% 的妊娠概率和 5% 的分娩概率 [20, 21]。

卵母细胞冷冻保存的临床效果

由于这些技术的发展，成熟卵母细胞玻璃化冷冻已成为癌症患者在具备必要专业技能的生殖中心进行生育力保存的标准技术。然而，妊娠结局很大程度上取决于卵母细胞冷冻保存数量和患者年龄。据报道，30 ~ 36 岁与年龄更大的患者分别需要平均 12 个和 29 个玻璃化冷冻卵母细胞才能获得一例活产 [22]。玻璃化冷冻卵母细胞的总数量对未来妊娠结局也至关重要，当有 8 个以上可用于体外受精（in vitro fertilization, IVF）的玻璃化冷冻卵母细胞时，分娩率从 22.6% 增加到 46.4%[23]。同时，随着女性年龄的增长，每个周期的妊娠率也会下降。39 岁以上女性每个 IVF/ 卵胞浆内单精子注射（intracytoplasmicsperm injection，ICSI）周期的分娩率不超过 10%，43 岁以后的周期活产率下降到 2% 以下 [24, 25]。因此，

表 4.2 生育力保护技术的优点和缺点

技术	优点	缺点 / 风险
胚胎冷冻保存	• 成熟的技术 • 临床效果显著	• 延迟 2～3 周 • 需要伴侣或捐赠者的精子 • 胚胎冷冻数量有限 • 法律和伦理问题
卵母细胞冷冻保存	• 成熟的技术 • 临床效果显著	• 延迟 2～3 周 • 卵母细胞冷冻数量有限 • 需要相应的专业技能
卵巢组织冷冻保存和移植	• 恢复生育力和实现自然妊娠的可能性 • 卵巢功能恢复 • 无延迟	• 试验性的技术[a] • 需要相应的专业技能 • 手术（腹腔镜）和麻醉风险 • 恶性疾病中卵巢组织移植后存在疾病复发的风险，可能累及卵巢 • 获取卵巢组织理论上有增加早发性卵巢功能不全的风险（缺乏证据）
未成熟卵母细胞体外成熟培养后冷冻保存	• 试验性的技术 • 无延迟	• 卵母细胞冷冻数量非常有限 • 未成熟卵母细胞发育能力和成功率低
药物保护（促性腺激素释放激素类似物药物）	• 无创 • 卵巢功能自发恢复 • 建议延迟 10 天，但不是必须的	• 仅对乳腺癌患者有效 • 不应代替卵母细胞或胚胎冷冻保存 • 缺乏生育力恢复率的数据

[a] 在以色列不再是试验性的，在欧盟和美国的临床使用有待讨论

通常不推荐对 40 岁以上女性进行胚胎或卵母细胞冷冻保存。

然而，这些数据是从非肿瘤患者队列研究中获得的，因为在进行卵母细胞冷冻保存的肿瘤患者中，只有少数妊娠的报道[23]。最近一项最大的队列研究中，纳入了 80 名尝试妊娠的肿瘤患者，作者发现与因年龄相关生育力下降而进行卵母细胞冷冻保存的女性相比，肿瘤患者的胚胎着床率较低（分别为 42.6% 和 32.5%；$p<0.05$）[26]。尽管两组患者玻璃化冷冻的卵母细胞数量相似，但肿瘤患者组的累积活产率也较低（68.8% 对 42.1%），并且这种差异只出现在进行生育力保存时年龄小于 35 岁的患者中。**然而，在调整了 OR 后，仍未证实疾病对生殖结局的影响，因此结论尚不清楚**。总体而言，35 岁以下和 35 岁以上患者的累积活产率分别为

45.1% 和 29%[26]。妊娠成功的概率也随着卵母细胞获得数量的增多而增加。在肿瘤患者中，每个周期平均可冷冻 6 ~ 10 个卵母细胞[23, 27-29]。由于完成一个控制性卵巢刺激（controlled ovarian stimulation，COS）周期和取成熟卵至少需要 2 周时间，因此患者在肿瘤治疗开始前通常只能进行一个卵巢刺激周期。此外，COS 不能在化疗开始后进行[30]。因此，早期转诊至关重要，以避免任何对抗肿瘤治疗的延迟，同时在可行的情况下进行多个卵巢刺激周期来优化卵母细胞冷冻保存的效率[31]。考虑到癌症患者生育力保存的时间窗口期，COS 方案进行了改良。无论在月经周期的任何阶段，患者咨询后都可以快速启动卵巢刺激，并且不会影响促排卵效果[32-35]。基于多个卵泡发育波的概念，可以在第一个卵巢刺激周期之后再进行第二个周期促排卵，为积累玻璃化冷冻的卵母细胞提供了可能性[36]。双重卵巢刺激方案（Double ovarian stimulation，DuoStim）已在癌症患者中成功应用，可以使每位患者获得约 16 个用于冷冻的卵子（范围为 6 ~ 32；n=10）[37]。

疾病对生育力保存效果的影响

疾病对卵巢反应的影响仍存在争议。一些研究表明，在肿瘤患者和非肿瘤患者之间或不同疾病类型患者之间所获得卵母细胞数量无差异[26, 37-40]。一些其他研究显示，乳腺癌[29]和易感基因（breast cancer susceptibility gene，BRCA）突变乳腺癌[41]、淋巴瘤[42]和卵巢癌[39]患者的生育力保存效果较差。

用于生育力保存的标准 COS 方案包括先用促性腺激素进行大约 10 天的卵巢刺激，然后使用人绒毛膜促性腺激素（human chorionic gonadotrophin，hCG）或促性腺激素释放激素（Gonadotropin-releasing hormone，GnRH）类似物进行“扳机”。添加 GnRH 拮抗剂可以避免卵巢刺激期间出现早发性促黄体生成素（luteinizing hormone，LH）峰。卵巢刺激后雌二醇水平升高超过生理水平（比生理周期水平高 10 ~ 20 倍），可能刺激激素敏感型肿瘤细胞增殖，进而对肿瘤预后产生负面影响[10]。在乳腺癌患者的卵巢刺激过程中，已经对方案进行了调整，使用芳香化酶抑制剂（来曲唑）或选择性雌激素受体调节剂（selective estrogen receptor modulator，SERM- 他莫昔芬）将类固醇激素维持在生理水平[43, 44]。Oktay 等报道了唯一一项前瞻性研究，显示应用来曲唑的 COS 对乳腺癌患者的无病生存率无不利影响[43, 45]。其他一些研究发现，进行生育力保存但COS方案中未使用来曲唑的乳腺癌患者，与未进行生育力保存的乳腺癌患者相比，在癌症复发率或死亡率方面也未观察到差异[46]。然而，这些研究存在一些偏差，大多数生殖中心在激素敏感肿瘤中使用了经过调整的方案，以避免类固醇激素的潜在不利影响。因此，美国临床肿瘤学会（American Society of Clinical Oncology，ASCO）最近推荐，将COS与芳香化酶抑制剂联合用于激素敏感肿瘤患者的卵母细胞/胚胎冷冻保存技术之中[47]。

卵母细胞的体外成熟

未成熟卵母细胞可以在月经周期任何阶段、在没有卵巢刺激的情况下从小窦卵泡群中获得，然后在玻璃化冷冻保存前进行体外成熟培养（in vitro matured，IVM）[48]。这种方法减少了肿瘤治疗的延迟，降低了卵巢反应高风险患者卵巢过度刺激综合征（ovarian hyperstimulation syndrome，OHSS）的发生率[49]。然而，该技术是试验性的，就获取的卵母细胞数量和受精后的胚胎着床率而言，明显低于常规COS周期[50]。目前在癌症患者中获得的数据虽然有限，但已证实了上述观察结果，且IVM每个周期的活产率不超过7%[51]。因此，只有在患者没有其他选择的特殊情况下，才使用IVM技术。

卵巢组织冷冻保存技术

卵巢组织冷冻保存技术在20世纪90年代出现，用作成熟的胚胎冷冻保存技术的替代方案[52-56]。卵巢活检组织或整个卵巢通常在患者全身麻醉下通过腹腔镜手术获得，或较少情况下通过开腹手术获得，被切成不超过1～2 mm厚的皮质块，然后分装在冷冻管中进行冷冻保存。有关手术并发症的报道很少，发生率从0.2%到3.3%不等[57, 58]。卵巢组织冷冻保存技术比卵母细胞冷冻更复杂，因为卵巢组织包含多种细胞类型。尽管如此，卵巢组织慢速冷冻技术现在已经很成熟，并且解冻后卵泡存活率很高。最近，有人尝试对卵巢组织进行玻璃化冷冻，并在人类卵巢上取得了成功，但迄今为止，几乎所有临床成功妊娠都是来自慢速冷冻的卵巢组织[59]。

该技术的主要优势是其快速性，因为它不需要任何前期的 COS 治疗（见表 4.2）。它也是青春期前患者唯一推荐使用的生育力保存方法。最后，移植解冻的卵巢组织后可以恢复自然生理周期和自然妊娠 [60]。在可行的情况下，应在肿瘤治疗开始之前进行该手术，但也可提供给已经接受了一线化疗方案或低性腺毒性化疗的患者，例如接受 ABVD 方案（多柔比星、博来霉素、长春碱、达卡巴嗪）治疗的霍奇金淋巴瘤患者，并且使用化疗后冻存的卵巢组织不会影响未来妊娠的概率 [61]。

人类卵巢皮质主要包含始基阶段的未发育卵泡（non-growing follicles，NGF），这代表了卵巢储备功能。每一块卵巢组织皮质中的卵泡密度取决于患者年龄和卵巢储备功能 [62, 63]。一种可以根据年龄评估卵泡密度的预测模型已被建立，并且已通过临床观察进行了验证 [64]。根据这个模型，我们发现女性从 16 岁到 33 岁的卵泡密度从大约 100 NGF/mm^3 下降至 16 NGF/mm^3。因此，年轻患者的每块卵巢组织皮质中均会存在一些静止卵泡，但卵泡数量随着年龄的增长迅速下降（图 4.1）。

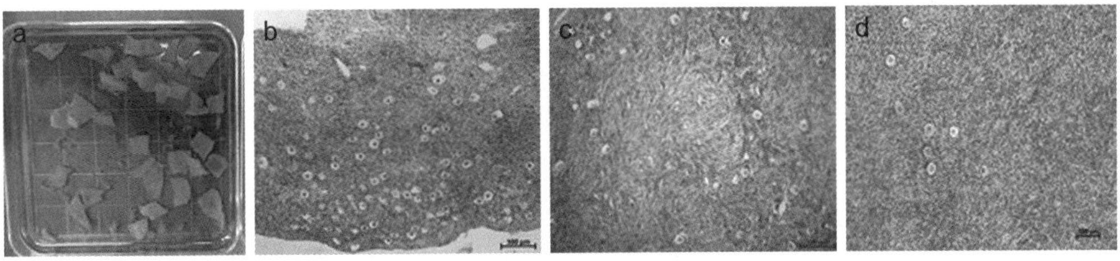

图 4.1　不同年龄卵巢组织皮质（a）中的卵泡密度：卵巢皮质组织学切片，分别来自（b）3 岁、（c）15 岁和（d）30 岁的患者（另见书末彩图）

卵巢组织冷冻保存的临床效果

目前，使用冷冻保存的卵巢皮质恢复生育力的唯一可行方法是移植卵巢组织 [60]。在一位接受盆腔放疗的淋巴瘤患者中，通过将一个新鲜卵巢移植到前臂并进行血管吻合后，首次证实了卵巢功能的恢复 [65]。随后，在没有血管吻合的情况下意外移植了卵巢组织片后，也观察到了卵泡发育 [66]。2000 年首次报道了使用冻存的人卵巢组织恢复卵巢功能的案例 [67]。几年后，第一批活产婴儿出生，证明了移植冷冻的人卵巢组织可以恢复生育功能 [61, 68, 69]。

卵巢组织的移植有各种不同的方法。解冻后卵巢组织皮质块可以移植到剩余卵巢上，或移植到卵巢窝（原位）的盆腔腹膜袋中，甚至可以移植到距离卵巢较远的部位，如皮下部位（异位）（图 4.2）。虽然原位和异位移植均观察到了卵泡发育，但只有 1 例妊娠和活产发生于异位移植后[70]，其余均发生在原位移植后，因此在可行的情况下，原位移植仍然是第一选择[63, 71, 72]。目前，全世界已有 100 多个婴儿通过该技术出生。卵巢功能恢复率超过 90%，经过多达 3 次移植手术后，每位患者的活产率约为 40%[71, 73]，并且大多数都是自然妊娠。最近，2 名女性成功移植了青春期或月经初潮前冻存的卵巢组织，并获得活产，这对所有接受过该技术的儿童而言是一项重要成就[74, 75]。在所有活产婴儿中，只有 1 例先天性关节发育不良的报道，但该患儿家庭成员有肢体畸形家族史[76]。鉴于过去 10 年该技术取得的巨大成就，人们正在争议，卵巢组织冷冻保存和移植

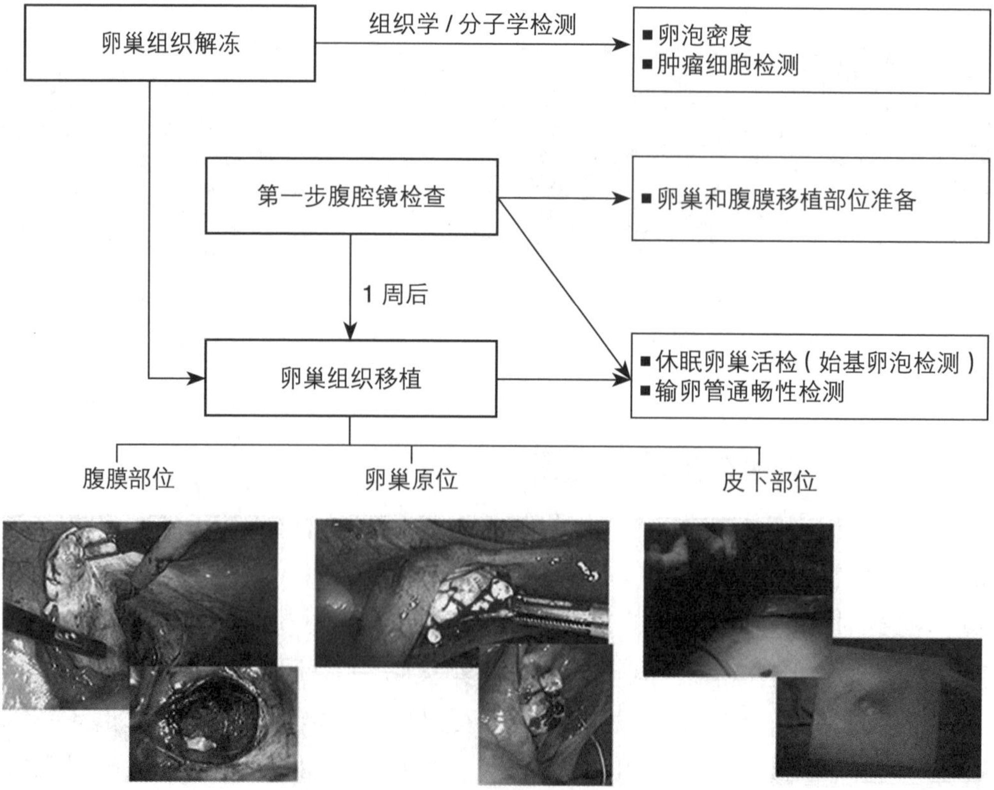

图 4.2 卵巢组织移植技术（修改自 [60]）（另见书末彩图）

技术是否仍为试验性技术。在以色列，卵巢组织冷冻保存不再被认为是试验性的，而且在欧洲和美国也可能很快会被重新评估 [76, 77]。

该技术存在的主要问题是移植肿瘤治疗前采集的卵巢组织可能会有再次植入癌细胞的风险。该风险因癌症分期、疾病部位和类型不同而有所差异，在白血病、神经母细胞瘤、卵巢癌和伯基特淋巴瘤中最高 [78, 79]。使用特异性 PCR 标记物的实验表明，超过 30% 的慢性髓性白血病（CML）和 70% 的急性淋巴细胞白血病（ALL）患者的卵巢组织被肿瘤细胞污染。此外，被污染的人卵巢组织在异种移植到小鼠体内后能够传播疾病 [80]。为了避免这种风险，可以在一线化疗方案结束后，当观察到患者病情完全缓解时，再收集卵巢组织。尽管此时卵巢组织经过分子技术检测出白血病细胞仍然呈阳性，但这些在一线化疗后收集的卵巢组织皮质异种移植到小鼠体内后呈阴性，无一例小鼠出现白血病 [81]。基于这些令人安心的数据，已经有了白血病患者移植冻存卵巢组织后的首例活产 [82]。然而，在这些病例中，仍需谨慎评估该技术的安全性。

为提高卵巢组织移植技术的安全性，人们研发了试验性替代方案，包括肿瘤细胞净化 [83]，分离卵泡以获得可以种植在人工卵巢的无病卵泡悬浮液 [84-86]，以及卵泡体外培养系统 [87]。虽然该领域已经取得了重要进展，但这些方案尚未被应用于临床。

卵巢皮质块移植的标准操作包括在血管吻合的情况下进行卵巢组织移植，其存在的第二个问题是移植后由于缺血导致卵泡显著丢失。移植后卵巢组织内血管重建需要约 7 天的时间，在此期间，可出现高达 65% 的卵泡丢失 [78, 88]。虽然大多数患者在 5 个月后卵巢功能得到恢复，但卵泡耗竭可能会显著缩短移植组织的寿命，从而限制该技术的成功。移植组织的寿命从不足 1 年到超过 10 年不等 [63, 89]。由于卵巢组织移植后存在卵泡丢失，因此患者行卵巢组织冷冻保存时的卵巢储备情况是该技术成功的关键因素。在进行卵巢组织冷冻保存时，年轻女性移植后妊娠成功的概率高于年长女性 [71, 90]。冷冻保存时年龄超过 36 岁的女性大多数都没有成功妊娠，因此建议接受该技术的女性年龄上限为 35 岁 [4, 61, 91]。已有一些改善卵巢组织移植后缺血的研究，但临床应用有限（表 4.3）。其中大多数是试验性的，并从未应用于临床。促进新生血管形成的最简单方法是在移植部位诱导肉芽形成。首例活产经历了两次腹腔镜手术过程，第一次通过腹腔镜手术建立腹膜袋以诱导新生血管形成，第二次在 1 周

表 4.3 人卵巢组织移植后促进血管形成和提高卵泡存活的方法

模型	移植过程或处理	参考文献
临床应用	人脱细胞外基质（ECTM）	[92]
临床应用	诱导肉芽形成（两步法移植）	[68]
人卵巢组织在小鼠体内异种移植	VEGF，bFGF，Vit E，透明质酸	[110, 111]
人卵巢组织在小鼠体内异种移植	外源性内皮细胞	[112]
人卵巢组织在小鼠体内异种移植	间充质干细胞	[113]
人卵巢组织在小鼠体内异种移植模型	人脂肪干细胞（纤维蛋白支架）	[114, 115]
人卵巢组织在小鼠体内异种移植模型	泛半胱天冬酶抑制剂（Z-VAD-FMK）	[116]

后通过腹腔镜手术进行卵巢组织移植[68]。最近，有报道称，使用脱细胞外基质可促进卵巢组织移植后血管重建，并获得了首例妊娠和活产[92]。然而这些方法的临床应用优势尚未得到证实。

药物选择

药物保护卵巢免受化疗诱导损伤的观念非常有吸引力。它可以降低治疗后 POI 的风险，增加卵巢功能自然恢复和妊娠的机会。然而，迄今为止，只有一种药物治疗在人类身上进行了试验，即在化疗期间同时给予促性腺激素释放激素类似物（gonadotropin-releasing hormone analogs，GnRHa）。经过数年来对该方法治疗效果及卵巢保护机制的激烈辩论，最近在乳腺癌患者中进行的大型随机研究表明，与仅接受化疗的乳腺癌患者相比，化疗期间给予 GnRHa 的患者在随访 2 年后闭经率显著降低[93]。因此，ASCO 的最新指南建议患者化疗期间可以使用 GnRHa，以降低化疗诱导的卵巢功能不全的可能性，但 GnRHa 不能替代被证实有效的生育力保存方案。然而，这一建议仅限于乳腺癌患者，因为在血液病患者中的治疗效果尚未得到证实[94]。

以药物为基础的生育力保护是一种新兴的方法，正在被广泛实验研究，以减少化疗导致的卵巢损伤（表 4.4）。大多数药物已经在动物或人体异种移植模型上进行了实验，但尚未应用于人类。这些试验性疗法旨

表 4.4　预防化疗导致卵巢损伤的实验性药物疗法

卵巢损伤靶向机制	药物	参考文献
卵泡激活	免疫调节剂（AS201） mTOR 抑制剂 AMH	[99-101]
卵泡凋亡	1- 磷酸鞘氨醇 1- 磷酸神经酰胺 伊马替尼 右雷佐生	[95, 96, 117-120]
血管损伤	粒细胞集落刺激因子（Granulocyte colony-stimulatingfactor，G-CSF）	[103]
药物核聚积	蛋白酶体抑制剂（硼替佐米）	[121]
多重靶向	miRNAs	[104, 105]
未知	SERMs（他莫昔芬）	[106]

在针对化疗引起卵巢损伤的直接机制，如卵泡凋亡、卵泡激活和卵巢血管损伤。化疗药物如环磷酰胺、多柔比星及其代谢物已被证实可导致人类始基卵泡凋亡。尤其是环磷酰胺可以通过改变DNA碱基干扰细胞分裂，从而导致 DNA 交联和单链或双链 DNA 断裂，这些断裂无法修复会导致细胞死亡。生长中的卵泡，尤其是颗粒细胞，对化疗诱导的凋亡最为敏感，但静止卵泡也可能受到影响[2]。人们对一些药物在减少化疗诱导细胞凋亡方面的作用进行了实验研究，对于其中一些药物如伊马替尼，其结果存在争议[95, 96]。为预防化疗和放疗诱导的细胞凋亡，已经对导致卵泡凋亡的鞘氨醇通路进行了动物研究，并取得了鼓舞人心的结果[97]。虽然这些药物疗法很令人关注，但人们对这些药物可能与化疗效果之间的相互作用仍存在疑问。

化疗药物，如烷化剂，可以通过直接作用于 PI3K/Akt 通路和间接影响生长卵泡，从而诱导静止卵泡的大量激活，生长卵泡通过分泌抗米勒管激素（anti-Mullerian hormone，AMH）负向调节静止卵泡的激活。总之，PI3K/Akt 通路的激活和 AMH 的减少引发了卵泡“耗竭”效应，导致卵泡丢失[98]。Goldman 等最近报道，在小鼠环磷酰胺治疗期间联合使用 PI3K/Akt 抑制剂，成功地保留了小鼠的生育能力[99]。通过给予 AMH 或者作用于 PI3K 通路的免疫调节剂如 AS101，也可以防止大量卵泡激活[100, 101]。

最后，血管损伤也可以作为靶向机制来减少卵巢损伤。化疗药物如多柔比星通过减少微血管网诱发局部缺血，从而导致卵泡丢失[102]。在这方面，G-CSF 已经应用于肿瘤治疗，可能会减少这种血管损伤，进而减少卵泡丢失[103]。

化疗导致卵巢损伤是通过多种机制发生的，microRNAs 也成为一种潜在的有意义的药物靶点，它是一种非编码小分子 RNA，能够调控细胞生长、分化和凋亡等多种生物过程。肿瘤学领域的进展将 miRNA 作为一种潜在治疗方法带入了公众视野。miRNAs 可以用于调节和提高肿瘤细胞对化疗的敏感性，而 miRNAs 本身也受化疗药物的调控。因此，它们最近在动物模型中被探索作为化疗期间潜在的卵巢保护药物[104, 105]。

最后，有研究表明，他莫昔芬可以预防化疗期间的卵巢损伤，然而，由于其作用机制仍不清楚，该作用也受到了质疑[106]。

总结

为了改善年轻肿瘤患者的长期生活质量，保留生育功能被认为是其管理中的重要环节。如果可行时，应首选胚胎或卵母细胞冷冻保存，因为这是临床上唯一成熟的冷冻保存技术。然而，卵巢组织冷冻保存后再移植被证实能有效地恢复卵巢功能和生育力，因此它是一种有潜力的替代方案，尤其适用于卵巢受肿瘤细胞侵袭风险较低的非常年轻的患者。由于移植卵巢组织存在肿瘤细胞安全方面的隐患，未来可能会有替代移植的方案。最后，GnRHa 可以作为乳腺癌患者生育力保护的辅助药物，但不应该替代胚胎或卵母细胞的冷冻保存。其他几种药物已经进行临床前期的研究，未来有望应用于临床。

（Isabelle Demeestere）

参考文献

1. Bedoschi G, Navarro PA, Oktay K. Chemotherapy-induced damage to ovary: mechanisms and clinical impact. Future Oncol. 2016;12(20):2333–44.
2. Morgan S, Anderson RA, Gourley C, Wallace WH, Spears N. How do chemotherapeutic agents damage the ovary? Hum Reprod Update. 2012;18(5):525–35.

3. Anderson RA, Rosendahl M, Kelsey TW, Cameron DA. Pretreatment anti-Mullerian hormone predicts for loss of ovarian function after chemotherapy for early breast cancer. Eur J Cancer. 2013;49(16):3404–11.
4. Wallace WH, Anderson RA, Irvine DS. Fertility preservation for young patients with cancer: who is at risk and what can be offered? Lancet Oncol. 2005;6(4):209–18.
5. Paluch-Shimon S, Pagani O, Partridge AH, Abulkhair O, Cardoso MJ, Dent RA, et al. ESO-ESMO 3rd international consensus guidelines for breast cancer in young women (BCY3). Breast (Edinburgh, Scotland). 2017;35:203–17.
6. Lambertini M, Demeestere I. Another step towards improving oncofertility counselling of young women with Hodgkin's lymphoma. Lancet Oncol. 2018;19(10):1264–6.
7. Anderson RA, Brewster DH, Wood R, Nowell S, Fischbacher C, Kelsey TW, et al. The impact of cancer on subsequent chance of pregnancy: a population-based analysis. Hum Reprod (Oxford, England). 2018;33(7):1281–90.
8. Behringer K, Mueller H, Goergen H, Thielen I, Eibl AD, Stumpf V, et al. Gonadal function and fertility in survivors after Hodgkin lymphoma treatment within the German Hodgkin Study Group HD13 to HD15 trials. J Clin Oncol. 2013;31(2):231–9.
9. Anderson RA, Remedios R, Kirkwood AA, Patrick P, Stevens L, Clifton-Hadley L, et al. Determinants of ovarian function after response-adapted therapy in patients with advanced Hodgkin's lymphoma (RATHL): a secondary analysis of a randomised phase 3 trial. Lancet Oncol. 2018;19(10):1328–37.
10. Lambertini M, Goldrat O, Clatot F, Demeestere I, Awada A. Controversies about fertility and pregnancy issues in young breast cancer patients: current state of the art. Curr Opin Oncol. 2017;29(4):243–52.
11. Lambertini M, Fontana V, Massarotti C, Poggio F, Dellepiane C, Iacono G, et al. Prospective study to optimize care and improve knowledge on ovarian function and/or fertility preservation in young breast cancer patients: results of the pilot phase of the PREgnancy and FERtility (PREFER) study. Breast (Edinburgh, Scotland). 2018;41:51–6.
12. Reh AE, Lu L, Weinerman R, Grifo J, Krey L, Noyes N. Treatment outcomes and quality-of-life assessment in a university-based fertility preservation program: results of a registry of female cancer patients at 2 years. J Assist Reprod Genet. 2011;28(7):635–41.
13. Letourneau JM, Melisko ME, Cedars MI, Rosen MP. A changing perspective: improving access to fertility preservation. Nat Rev Clin Oncol. 2011;8(1):56–60.
14. Ruddy KJ, Gelber SI, Tamimi RM, Ginsburg ES, Schapira L, Come SE, et al. Prospective study of fertility concerns and preservation strategies in young women with breast cancer. J Clin Oncol. 2014;32(11):1151–6.
15. Lambertini M, Di Maio M, Pagani O, Curigliano G, Poggio F, Del Mastro L, et al. The BCY3/BCC 2017 survey on physicians' knowledge, attitudes and practice towards fertility and pregnancy-related issues in young breast cancer patients. Breast (Edinburgh, Scotland). 2018;42:41–9.
16. Sallem A, Shore J, Ray-Coquard I, Ferreux L, Bourdon M, Maignien C, et al. Fertility preservation in women with cancer: a national study about French oncologists awareness, experience, and feelings. J Assist Reprod Genet. 2018;35(10):1843–50.
17. Trounson A, Mohr L. Human pregnancy following cryopreservation, thawing and transfer of an eight-cell embryo. Nature. 1983;305(5936):707–9.
18. Gianaroli L, Ferraretti AP, Magli MC, Sgargi S. Current regulatory arrangements for assisted conception treatment in European countries. Eur J Obstet Gynecol Reprod Biol. 2016;207:211–3.
19. Practice Committees of American Society for Reproductive Medicine, Society for Assisted Reproductive Technology. Mature oocyte cryopreservation: a guideline. Fertil Steril. 2013;99(1):37–43.

20. Rienzi L, Gracia C, Maggiulli R, LaBarbera AR, Kaser DJ, Ubaldi FM, et al. Oocyte, embryo and blastocyst cryopreservation in ART: systematic review and meta-analysis comparing slow-freezing versus vitrification to produce evidence for the development of global guidance. Hum Reprod Update. 2017;23(2):139–55.
21. Rienzi L, Cobo A, Paffoni A, Scarduelli C, Capalbo A, Vajta G, et al. Consistent and predictable delivery rates after oocyte vitrification: an observational longitudinal cohort multicentric study. Hum Reprod (Oxford, England). 2012;27(6):1606–12.
22. Chang CC, Elliott TA, Wright G, Shapiro DB, Toledo AA, Nagy ZP. Prospective controlled study to evaluate laboratory and clinical outcomes of oocyte vitrification obtained in in vitro fertilization patients aged 30 to 39 years. Fertil Steril. 2013;99(7):1891–7.
23. Cobo A, Garcia-Velasco JA, Domingo J, Remohi J, Pellicer A. Is vitrification of oocytes useful for fertility preservation for age-related fertility decline and in cancer patients? Fertil Steril. 2013;99(6):1485–95.
24. European IVFmC, European Society of Human Reproduction and Embryology, Calhaz-Jorge C, De Geyter C, Kupka MS, et al. Assisted reproductive technology in Europe, 2013: results generated from European registers by ESHRE. Hum Reprod (Oxford, England). 2017;32(10):1957–73.
25. Raz N, Shalev A, Horowitz E, Weissman A, Mizrachi Y, Ganer Herman H, et al. Cumulative pregnancy and live birth rates through assisted reproduction in women 44-45 years of age: is there any hope? J Assist Reprod Genet. 2018;35(3):441–7.
26. Cobo A, Garcia-Velasco J, Domingo J, Pellicer A, Remohi J. Elective and onco-fertility preservation: factors related to IVF outcomes. Hum Reprod (Oxford, England). 2018;33:2222–31.
27. Garcia-Velasco JA, Domingo J, Cobo A, Martinez M, Carmona L, Pellicer A. Five years' experience using oocyte vitrification to preserve fertility for medical and nonmedical indications. Fertil Steril. 2013;99(7):1994–9.
28. Goldrat O, Gervy C, Englert Y, Delbaere A, Demeestere I. Progesterone levels in letrozole associated controlled ovarian stimulation for fertility preservation in breast cancer patients. Hum Reprod (Oxford, England). 2015;30(9):2184–9.
29. Decanter C, Robin G, Mailliez A, Sigala J, Morschhauser F, Ramdane N, et al. Prospective assessment of follicular growth and the oocyte cohort after ovarian stimulation for fertility preservation in 90 cancer patients versus 180 matched controls. Reprod Biomed Online. 2018;36(5):543–51.
30. Dolmans MM, Demylle D, Martinez-Madrid B, Donnez J. Efficacy of in vitro fertilization after chemotherapy. Fertil Steril. 2005;83(4):897–901.
31. Lee S, Ozkavukcu S, Heytens E, Moy F, Oktay K. Value of early referral to fertility preservation in young women with breast Cancer. J Clin Oncol. 2010;28:4683–6.
32. Cakmak H, Katz A, Cedars MI, Rosen MP. Effective method for emergency fertility preservation: random-start controlled ovarian stimulation. Fertil Steril. 2013;100(6):1673–80.
33. Muteshi C, Child T, Ohuma E, Fatum M. Ovarian response and follow-up outcomes in women diagnosed with cancer having fertility preservation: comparison of random start and early follicular phase stimulation—cohort study. Eur J Obstet Gynecol Reprod Biol. 2018;230:10–4.
34. Letourneau JM, Sinha N, Wald K, Harris E, Quinn M, Imbar T, et al. Random start ovarian stimulation for fertility preservation appears unlikely to delay initiation of neoadjuvant chemotherapy for breast cancer. Hum Reprod (Oxford, England). 2017;32(10):2123–9.
35. von Wolff M, Capp E, Jauckus J, Strowitzki T, Germeyer A, FertiPROTEKT Study Group. Timing of ovarian stimulation in patients prior to gonadotoxic therapy: an analysis of 684 stimulations. Eur J Obstet Gynecol Reprod Biol. 2016;199:146–9.
36. Sighinolfi G, Sunkara SK, La Marca A. New strategies of ovarian stimulation based on the concept of ovarian follicular waves: from conventional to random and double stimulation.

Reprod Biomed Online. 2018;37(4):489–97.
37. Tsampras N, Gould D, Fitzgerald CT. Double ovarian stimulation (DuoStim) protocol for fertility preservation in female oncology patients. Hum Fertil (Cambridge, England). 2017;20(4):248–53.
38. Quinn MM, Cakmak H, Letourneau JM, Cedars MI, Rosen MP. Response to ovarian stimulation is not impacted by a breast cancer diagnosis. Hum Reprod (Oxford, England). 2017;32(3):568–74.
39. von Wolff M, Bruckner T, Strowitzki T, Germeyer A. Fertility preservation: ovarian response to freeze oocytes is not affected by different malignant diseases-an analysis of 992 stimulations. J Assist Reprod Genet. 2018;35(9):1713–9.
40. Lefebvre T, Mirallie S, Leperlier F, Reignier A, Barriere P, Freour T. Ovarian reserve and response to stimulation in women undergoing fertility preservation according to malignancy type. Reprod Biomed Online. 2018;37(2):201–7.
41. Lambertini M, Goldrat O, Ferreira AR, Dechene J, Azim HA Jr, Desir J, et al. Reproductive potential and performance of fertility preservation strategies in BRCA-mutated breast cancer patients. Ann Oncol. 2018;29(1):237–43.
42. Lekovich J, Lobel ALS, Stewart JD, Pereira N, Kligman I, Rosenwaks Z. Female patients with lymphoma demonstrate diminished ovarian reserve even before initiation of chemotherapy when compared with healthy controls and patients with other malignancies. J Assist Reprod Genet. 2016;33(5):657–62.
43. Oktay K. Further evidence on the safety and success of ovarian stimulation with letrozole and tamoxifen in breast cancer patients undergoing in vitro fertilization to cryopreserve their embryos for fertility preservation. J Clin Oncol. 2005;23(16):3858–9.
44. Rodgers RJ, Reid GD, Koch J, Deans R, Ledger WL, Friedlander M, et al. The safety and efficacy of controlled ovarian hyperstimulation for fertility preservation in women with early breast cancer: a systematic review. Hum Reprod (Oxford, England). 2017;32(5):1033–45.
45. Azim AA, Costantini-Ferrando M, Oktay K. Safety of fertility preservation by ovarian stimulation with letrozole and gonadotropins in patients with breast cancer: a prospective controlled study. J Clin Oncol. 2008;26(16):2630–5.
46. Moravek MB, Confino R, Smith KN, Kazer RR, Klock SC, Lawson AK, et al. Long-term outcomes in cancer patients who did or did not pursue fertility preservation. Fertil Steril. 2018;109(2):349–55.
47. Oktay K, Harvey BE, Partridge AH, Quinn GP, Reinecke J, Taylor HS, et al. Fertility preservation in patients with cancer: ASCO clinical practice guideline update. J Clin Oncol. 2018;36(19):1994–2001.
48. De Vos M, Smitz J, Woodruff TK. Fertility preservation in women with cancer. Lancet. 2014;384(9950):1302–10.
49. Walls ML, Hunter T, Ryan JP, Keelan JA, Nathan E, Hart RJ. In vitro maturation as an alternative to standard in vitro fertilization for patients diagnosed with polycystic ovaries: a comparative analysis of fresh, frozen and cumulative cycle outcomes. Hum Reprod (Oxford, England). 2015;30(1):88–96.
50. Cohen Y, St-Onge-St-Hilaire A, Tannus S, Younes G, Dahan MH, Buckett W, et al. Decreased pregnancy and live birth rates after vitrification of in vitro matured oocytes. J Assist Reprod Genet. 2018;35(9):1683–9.
51. Creux H, Monnier P, Son WY, Buckett W. Thirteen years' experience in fertility preservation for cancer patients after in vitro fertilization and in vitro maturation treatments. J Assist Reprod Genet. 2018;35(4):583–92.
52. Demeestere I, Simon P, Englert Y, Delbaere A. Preliminary experience of ovarian tissue cryopreservation procedure: alternatives, perspectives and feasibility. Reprod Biomed Online. 2003;7(5):572–9.

53. Oktay K, Newton H, Aubard Y, Salha O, Gosden RG. Cryopreservation of immature human oocytes and ovarian tissue: an emerging technology? Fertil Steril. 1998;69(1):1–7.
54. Gosden RG, Mullan J, Picton HM, Yin H, Tan SL. Current perspective on primordial follicle cryopreservation and culture for reproductive medicine. Hum Reprod Update. 2002;8(2):105–10.
55. Newton H, Aubard Y, Rutherford A, Sharma V, Gosden R. Low temperature storage and grafting of human ovarian tissue. Hum Reprod (Oxford, England). 1996;11(7):1487–91.
56. Nugent D, Meirow D, Brook PF, Aubard Y, Gosden RG. Transplantation in reproductive medicine: previous experience, present knowledge and future prospects. Hum Reprod Update. 1997;3(3):267–80.
57. Beckmann MW, Dittrich R, Lotz L, van der Ven K, van der Ven HH, Liebenthron J, et al. Fertility protection: complications of surgery and results of removal and transplantation of ovarian tissue. Reprod Biomed Online. 2018;36(2):188–96.
58. Mayerhofer K, Ott J, Nouri K, Stoegbauer L, Fischer EM, Lipovac M, et al. Laparoscopic ovarian tissue harvesting for cryopreservation: an effective and safe procedure for fertility preservation. Eur J Obstet Gynecol Reprod Biol. 2010;152(1):68–72.
59. Shi Q, Xie Y, Wang Y, Li S. Vitrification versus slow freezing for human ovarian tissue cryopreservation: a systematic review and meta-anlaysis. Sci Rep. 2017;7(1):8538.
60. Demeestere I, Simon P, Emiliani S, Delbaere A, Englert Y. Orthotopic and heterotopic ovarian tissue transplantation. Hum Reprod Update. 2009;15(6):649–65.
61. Demeestere I, Simon P, Emiliani S, Delbaere A, Englert Y. Fertility preservation: successful transplantation of cryopreserved ovarian tissue in a young patient previously treated for Hodgkin's disease. Oncologist. 2007;12(12):1437–42.
62. Poirot C, Vacher-Lavenu MC, Helardot P, Guibert J, Brugieres L, Jouannet P. Human ovarian tissue cryopreservation: indications and feasibility. Hum Reprod (Oxford, England). 2002;17(6):1447–52.
63. Imbert R, Moffa F, Tsepelidis S, Simon P, Delbaere A, Devreker F, et al. Safety and usefulness of cryopreservation of ovarian tissue to preserve fertility: a 12-year retrospective analysis. Hum Reprod (Oxford, England). 2014;29:1931–40.
64. McLaughlin M, Kelsey TW, Wallace WH, Anderson RA, Telfer EE. An externally validated age-related model of mean follicle density in the cortex of the human ovary. J Assist Reprod Genet. 2015;32(7):1089–95.
65. Leporrier M, von Theobald P, Roffe JL, Muller G. A new technique to protect ovarian function before pelvic irradiation. Heterotopic ovarian autotransplantation. Cancer. 1987;60(9):2201–4.
66. Marconi G, Quintana R, Rueda-Leverone NG, Vighi S. Accidental ovarian autograft after a laparoscopic surgery: case report. Fertil Steril. 1997;68(2):364–6.
67. Oktay K, Karlikaya G. Ovarian function after transplantation of frozen, banked autologous ovarian tissue. N Engl J Med. 2000;342(25):1919.
68. Donnez J, Dolmans MM, Demylle D, Jadoul P, Pirard C, Squifflet J, et al. Livebirth after orthotopic transplantation of cryopreserved ovarian tissue. Lancet. 2004;364(9443):1405–10.
69. Meirow D, Levron J, Eldar-Geva T, Hardan I, Fridman E, Zalel Y, et al. Pregnancy after transplantation of cryopreserved ovarian tissue in a patient with ovarian failure after chemotherapy. N Engl J Med. 2005;353(3):318–21.
70. Stern CJ, Gook D, Hale LG, Agresta F, Oldham J, Rozen G, et al. First reported clinical pregnancy following heterotopic grafting of cryopreserved ovarian tissue in a woman after a bilateral oophorectomy. Hum Reprod (Oxford, England). 2013;28(11):2996–9.
71. Gellert SE, Pors SE, Kristensen SG, Bay-Bjorn AM, Ernst E, Yding AC. Transplantation of frozen-thawed ovarian tissue: an update on worldwide activity published in peer-reviewed papers and on the Danish cohort. J Assist Reprod Genet. 2018;35(4):561–70.

72. Jensen AK, Macklon KT, Fedder J, Ernst E, Humaidan P, Andersen CY. 86 successful births and 9 ongoing pregnancies worldwide in women transplanted with frozen-thawed ovarian tissue: focus on birth and perinatal outcome in 40 of these children. J Assist Reprod Genet. 2017;34(3):325–36.
73. Pacheco F, Oktay K. Current success and efficiency of autologous ovarian transplantation: a meta-analysis. Reprod Sci. 2017;24(8):1111–20.
74. Demeestere I, Simon P, Dedeken L, Moffa F, Tsepelidis S, Brachet C, et al. Live birth after autograft of ovarian tissue cryopreserved during childhood. Hum Reprod (Oxford, England). 2015;30(9):2107–9.
75. Matthews SJ, Picton H, Ernst E, Andersen CY. Successful pregnancy in a woman previously suffering from beta-thalassemia following transplantation of ovarian tissue cryopreserved before puberty. Minerva Ginecol. 2018;70(4):432–5.
76. Meirow D, Ra'anani H, Shapira M, Brenghausen M, Derech Chaim S, Aviel-Ronen S, et al. Transplantations of frozen-thawed ovarian tissue demonstrate high reproductive performance and the need to revise restrictive criteria. Fertil Steril. 2016;106(2):467–74.
77. von Wolff M, Sanger N, Liebenthron J. Is ovarian tissue cryopreservation and transplantation still experimental? It is a matter of female age and type of cancer. J Clin Oncol. 2018;36:JCO1800425.
78. Oktay K. Ovarian tissue cryopreservation and transplantation: preliminary findings and implications for cancer patients. Hum Reprod Update. 2001;7(6):526–34.
79. Dolmans MM, Luyckx V, Donnez J, Andersen CY, Greve T. Risk of transferring malignant cells with transplanted frozen-thawed ovarian tissue. Fertil Steril. 2013;99(6):1514–22.
80. Dolmans MM, Marinescu C, Saussoy P, Van Langendonckt A, Amorim C, Donnez J. Reimplantation of cryopreserved ovarian tissue from patients with acute lymphoblastic leukemia is potentially unsafe. Blood. 2010;116(16):2908–14.
81. Greve T, Clasen-Linde E, Andersen MT, Andersen MK, Sorensen SD, Rosendahl M, et al. Cryopreserved ovarian cortex from patients with leukemia in complete remission contains no apparent viable malignant cells. Blood. 2012;120(22):4311–6.
82. Shapira M, Raanani H, Barshack I, Amariglio N, Derech-Haim S, Marciano MN, et al. First delivery in a leukemia survivor after transplantation of cryopreserved ovarian tissue, evaluated for leukemia cells contamination. Fertil Steril. 2018;109(1):48–53.
83. Schroder CP, Timmer-Bosscha H, Wijchman JG, de Leij LF, Hollema H, Heineman MJ, et al. An in vitro model for purging of tumour cells from ovarian tissue. Hum Reprod (Oxford, England). 2004;19(5):1069–75.
84. Soares M, Saussoy P, Maskens M, Reul H, Amorim CA, Donnez J, et al. Eliminating malignant cells from cryopreserved ovarian tissue is possible in leukaemia patients. Br J Haematol. 2017;178(2):231–9.
85. Chiti MC, Dolmans MM, Mortiaux L, Zhuge F, Ouni E, Shahri PAK, et al. A novel fibrin-based artificial ovary prototype resembling human ovarian tissue in terms of architecture and rigidity. J Assist Reprod Genet. 2018;35(1):41–8.
86. Telfer EE, Fauser BC. Important steps towards materializing the dream of developing an artificial ovary. Reprod Biomed Online. 2016;33(3):333–4.
87. McLaughlin M, Albertini DF, Wallace WHB, Anderson RA, Telfer EE. Metaphase II oocytes from human unilaminar follicles grown in a multi-step culture system. Mol Hum Reprod. 2018;24(3):135–42.
88. Baird DT, Webb R, Campbell BK, Harkness LM, Gosden RG. Long-term ovarian function in sheep after ovariectomy and transplantation of autografts stored at −196 C. Endocrinology. 1999;140(1):462–71.
89. Jensen AK, Kristensen SG, Macklon KT, Jeppesen JV, Fedder J, Ernst E, et al. Outcomes of transplantations of cryopreserved ovarian tissue to 41 women in Denmark. Hum Reprod

(Oxford, England). 2015;30(12):2838–45.
90. Van der Ven H, Liebenthron J, Beckmann M, Toth B, Korell M, Krussel J, et al. Ninety-five orthotopic transplantations in 74 women of ovarian tissue after cytotoxic treatment in a fertility preservation network: tissue activity, pregnancy and delivery rates. Hum Reprod (Oxford, England). 2016;31(9):2031–41.
91. Diaz-Garcia C, Domingo J, Garcia-Velasco JA, Herraiz S, Mirabet V, Iniesta I, et al. Oocyte vitrification versus ovarian cortex transplantation in fertility preservation for adult women undergoing gonadotoxic treatments: a prospective cohort study. Fertil Steril. 2018;109(3):478–85.e2.
92. Oktay K, Bedoschi G, Pacheco F, Turan V, Emirdar V. First pregnancies, live birth, and in vitro fertilization outcomes after transplantation of frozen-banked ovarian tissue with a human extracellular matrix scaffold using robot-assisted minimally invasive surgery. Am J Obstet Gynecol. 2016;214(1):94.e1–9.
93. Lambertini M, Moore HCF, Leonard RCF, Loibl S, Munster P, Bruzzone M, et al. Gonadotropin-releasing hormone agonists during chemotherapy for preservation of ovarian function and fertility in premenopausal patients with early breast cancer: a systematic review and meta-analysis of individual patient-level data. J Clin Oncol. 2018;36(19):1981–90.
94. Demeestere I, Brice P, Peccatori FA, Kentos A, Dupuis J, Zachee P, et al. No evidence for the benefit of gonadotropin-releasing hormone agonist in preserving ovarian function and fertility in lymphoma survivors treated with chemotherapy: final long-term report of a prospective randomized trial. J Clin Oncol. 2016;34(22):2568–74.
95. Gonfloni S, Di Tella L, Caldarola S, Cannata SM, Klinger FG, Di Bartolomeo C, et al. Inhibition of the c-Abl-TAp63 pathway protects mouse oocytes from chemotherapy-induced death. Nat Med. 2009;15(10):1179–85.
96. Kerr JB, Hutt KJ, Cook M, Speed TP, Strasser A, Findlay JK, et al. Cisplatin-induced primordial follicle oocyte killing and loss of fertility are not prevented by imatinib. Nat Med. 2012;18(8):1170–2; author reply 2–4.
97. Roness H, Kalich-Philosoph L, Meirow D. Prevention of chemotherapy-induced ovarian damage: possible roles for hormonal and non-hormonal attenuating agents. Hum Reprod Update. 2014;20(5):759–74.
98. Gavish Z, Spector I, Peer G, Schlatt S, Wistuba J, Roness H, et al. Follicle activation is a significant and immediate cause of follicle loss after ovarian tissue transplantation. J Assist Reprod Genet. 2018;35(1):61–9.
99. Goldman KN, Chenette D, Arju R, Duncan FE, Keefe DL, Grifo JA, et al. mTORC1/2 inhibition preserves ovarian function and fertility during genotoxic chemotherapy. Proc Natl Acad Sci U S A. 2017;114:3186.
100. Kalich-Philosoph L, Roness H, Carmely A, Fishel-Bartal M, Ligumsky H, Paglin S, et al. Cyclophosphamide triggers follicle activation and “burnout”; AS101 prevents follicle loss and preserves fertility. Sci Transl Med. 2013;5(185):185ra62.
101. Sonigo C, Beau I, Grynberg M, Binart N. AMH prevents primordial ovarian follicle loss and fertility alteration in cyclophosphamide-treated mice. FASEB J. 2019;33:1278–87.
102. Ben-Aharon I, Shalgi R. What lies behind chemotherapy-induced ovarian toxicity? Reproduction (Cambridge, England). 2012;144(2):153–63.
103. Skaznik-Wikiel ME, McGuire MM, Sukhwani M, Donohue J, Chu T, Krivak TC, et al. Granulocyte colony-stimulating factor with or without stem cell factor extends time to premature ovarian insufficiency in female mice treated with alkylating chemotherapy. Fertil Steril. 2013;99(7):2045–54.e3.
104. Jiajie T, Yanzhou Y, Hoi-Hung AC, Zi-Jiang C, Wai-Yee C. Conserved miR-10 family represses proliferation and induces apoptosis in ovarian granulosa cells. Sci Rep. 2017;7:41304.
105. Fu X, He Y, Wang X, Peng D, Chen X, Li X, et al. Overexpression of miR-21 in stem cells

improves ovarian structure and function in rats with chemotherapy-induced ovarian damage by targeting PDCD4 and PTEN to inhibit granulosa cell apoptosis. Stem Cell Res Ther. 2017;8(1):187.
106. Ting AY, Petroff BK. Challenges and potential for ovarian preservation with SERMs. Biol Reprod. 2015;92(5):133.
107. Peccatori FA, Azim HA Jr, Orecchia R, Hoekstra HJ, Pavlidis N, Kesic V, et al. Cancer, pregnancy and fertility: ESMO Clinical Practice Guidelines for diagnosis, treatment and follow-up. Ann Oncol. 2013;24(Suppl 6):vi160–70.
108. Coates AS, Winer EP, Goldhirsch A, Gelber RD, Gnant M, Piccart-Gebhart M, et al. Tailoring therapies—improving the management of early breast cancer: St Gallen International Expert Consensus on the Primary Therapy of Early Breast Cancer 2015. Ann Oncol. 2015;26(8):1533–46.
109. Martinez F. Update on fertility preservation from the Barcelona International Society for Fertility Preservation-ESHRE-ASRM 2015 expert meeting: indications, results and future perspectives. Hum Reprod (Oxford, England). 2017;32(9):1802–11.
110. Kang BJ, Wang Y, Zhang L, Xiao Z, Li SW. bFGF and VEGF improve the quality of vitrified-thawed human ovarian tissues after xenotransplantation to SCID mice. J Assist Reprod Genet. 2016;33(2):281–9.
111. Friedman O, Orvieto R, Fisch B, Felz C, Freud E, Ben-Haroush A, et al. Possible improvements in human ovarian grafting by various host and graft treatments. Hum Reprod (Oxford, England). 2012;27(2):474–82.
112. Man L, Park L, Bodine R, Ginsberg M, Zaninovic N, Man OA, et al. Engineered endothelium provides angiogenic and paracrine stimulus to grafted human ovarian tissue. Sci Rep. 2017;7(1):8203.
113. Zhang Y, Xia X, Yan J, Yan L, Lu C, Zhu X, et al. Mesenchymal stem cell-derived angiogenin promotes primodial follicle survival and angiogenesis in transplanted human ovarian tissue. Reprod Biol Endocrinol. 2017;15(1):18.
114. Manavella DD, Cacciottola L, Desmet CM, Jordan BF, Donnez J, Amorim CA, et al. Adipose tissue-derived stem cells in a fibrin implant enhance neovascularization in a peritoneal grafting site: a potential way to improve ovarian tissue transplantation. Hum Reprod (Oxford, England). 2018;33(2):270–9.
115. Manavella DD, Cacciottola L, Pomme S, Desmet CM, Jordan BF, Donnez J, et al. Two-step transplantation with adipose tissue-derived stem cells increases follicle survival by enhancing vascularization in xenografted frozen-thawed human ovarian tissue. Hum Reprod (Oxford, England). 2018;33(6):1107–16.
116. Fransolet M, Noel L, Henry L, Labied S, Blacher S, Nisolle M, et al. Evaluation of Z-VAD-FMK as an anti-apoptotic drug to prevent granulosa cell apoptosis and follicular death after human ovarian tissue transplantation. J Assist Reprod Genet. 2019;36(2):349–59.
117. Pascuali N, Scotti L, Di Pietro M, Oubina G, Bas D, May M, et al. Ceramide-1-phosphate has protective properties against cyclophosphamide-induced ovarian damage in a mice model of premature ovarian failure. Hum Reprod (Oxford, England). 2018;33(5):844–59.
118. Roti Roti EC, Salih SM. Dexrazoxane ameliorates doxorubicin-induced injury in mouse ovarian cells. Biol Reprod. 2012;86(3):96.
119. Meng Y, Xu Z, Wu F, Chen W, Xie S, Liu J, et al. Sphingosine-1-phosphate suppresses cyclophosphamide induced follicle apoptosis in human fetal ovarian xenografts in nude mice. Fertil Steril. 2014;102(3):871–7.e3.
120. Morita Y, Tilly JL. Sphingolipid regulation of female gonadal cell apoptosis. Ann N Y Acad Sci. 2000;905:209–20.
121. Roti Roti EC, Ringelstetter AK, Kropp J, Abbott DH, Salih SM. Bortezomib prevents acute doxorubicin ovarian insult and follicle demise, improving the fertility window and pup birth weight in mice. PLoS One. 2014;9(9):e108174.

第5章 血液系统恶性肿瘤女性的生育力保存

引言

血液系统肿瘤是儿童和年轻成人中最常见的恶性肿瘤，存活率很高，甚至在患有霍奇金淋巴瘤的儿童和青少年中可以达到95%。

生育能力是影响育龄期癌症幸存者生活质量的因素之一。放疗和化疗可能影响性腺功能，从而导致不孕。对此，重要的是制订改善患者生活质量的方案，并帮助她们处理抗肿瘤治疗的后果，即使是在无法保留生育力的情况下也是如此。

基于血液系统肿瘤的人口统计学特征，大多数患有急性淋巴细胞白血病和霍奇金淋巴瘤的患者都面临不孕的风险。霍奇金淋巴瘤是存活率最高的恶性肿瘤之一，但据研究，接受化疗的患者卵巢早衰的发生率增加了3倍，并且具有剂量依赖效应，同时接受盆腔放疗的患者卵巢早衰的发生率增加到高达30倍[1]。此外，尽管治疗时年龄较小的患者可能会延迟卵巢早衰的发生，然而这并不会降低其累积风险。

表5.1描述了不同化疗方案的性腺毒性。虽然为尽量减少烷化剂的副作用，淋巴瘤和白血病的化疗方案已经进行了优化，但是一旦确诊肿瘤，还是建议尽早考虑生育咨询，而生育咨询也已经成为一个专科医生和患者越来越关注的领域。

血液系统肿瘤中的性腺毒性

化疗药物会导致卵巢储备耗竭、体细胞和生殖细胞发生突变和DNA结构损伤[2,3]。化疗期间，抗米勒管激素（AMH）迅速下降[4]。然而，化疗后存活的始基卵泡数量取决于不同的因素，如年龄、药物类型和接受

表 5.1　不同化疗方案的性腺毒性

高风险（＞80% 永久性闭经）
- 白消安
- BEACOPP（多柔比星、博来霉素、长春新碱、依托泊苷、环磷酰胺、丙卡巴嗪）（年龄＞30 岁）
- COPP/MOPP（环磷酰胺或氮芥、长春新碱、丙卡巴嗪、泼尼松）
- 苯丁酸氮芥
- 环磷酰胺
中等风险（40%～60% 永久性闭经）
- BEACOPP（年龄＜30 岁）
低风险（＜20% 永久性闭经）
- ABVD（多柔比星、博来霉素、长春碱和达卡巴嗪）
- CHOP（环磷酰胺、多柔比星、长春新碱和泼尼松）
- CVP（环磷酰胺、长春新碱和泼尼松）
- 蒽环类和阿糖胞苷
极低风险
- ABVD（多柔比星、博来霉素、长春碱和达卡巴嗪）（年龄＜32 岁）
- 甲氨蝶呤
未知风险
- 酪氨酸激酶抑制剂（伊马替尼）
- 奥沙利铂

的累积剂量[3]。

颗粒细胞容易受到化疗的严重影响，导致卵巢早衰[5]。前颗粒细胞水肿、角蛋白沉积以及细胞核水肿会损害卵母细胞形态。同样，卵巢皮质血管改变和纤维化也可能导致卵泡减少[6, 7]。

淋巴瘤对放疗高度敏感，尤其是 B 细胞淋巴瘤。卵巢受到辐照可直接损伤卵泡 DNA，导致卵泡萎缩和卵巢储备功能下降。始基卵泡对放疗耐受性最强，而卵母细胞对放疗最敏感[8]。放疗对卵巢功能的影响也取决于年龄、累积剂量、分次剂量和照射面积等因素[9]。破坏人卵母细胞所需的放射剂量为 2 Gy[10]。接受 5～10 Gy 剂量放疗的女性中，97% 随后会发生卵巢功能衰竭，并且与年龄有关[11]（表 5.2）。

影响卵巢功能的放疗剂量取决于癌症分期和部位。对于膈上放疗，卵巢接受辐照的平均剂量小于 0.2 Gy[12]。膈下放疗导致不孕的风险虽然相对较高，但是在主动脉旁淋巴结的腹部放疗中，卵巢接受约 1.2 Gy 的放疗剂量，仍然很低不足以导致不孕。盆腔放疗导致不孕的风险更高。需要注意的是细胞抑制剂与放疗具有协同作用，因此两者联合治疗方案

表 5.2 不同年龄与卵巢早衰相关的放疗剂量

年龄	剂量（Gy）
青春期前	10
20 ~ 25 岁	4 ~ 5
30 岁	3
40 岁	1.5

会增加不孕风险。

放射区域的选择可能影响子宫功能，因为放射会减少血管流量、子宫内膜厚度和子宫容积[13]。35 ~ 45 Gy 的颅内放疗剂量可以损伤下丘脑 - 垂体 - 性腺轴，但是性腺未受影响，通常可通过促性腺激素替代药物来恢复性腺功能。

ABVD 方案（多柔比星、博来霉素、长春碱和达卡巴嗪）和剂量增强的 BEACOPP 方案（多柔比星、博来霉素、长春新碱、依托泊苷、环磷酰胺、丙卡巴嗪）是治疗霍奇金淋巴瘤（Hodgkin lymphoma，HD）常用的两种化疗方案。剂量增强的 BEACOPP 方案由于包含烷化剂，毒性更大，长期副作用的发生率则更高，如继发性恶性肿瘤或不孕[14]。

最近对年轻患者的化疗方案进行了改良，使用依托泊苷和环磷酰胺代替丙卡巴嗪和博来霉素，以提高抗肿瘤活性和减少性腺毒性，同时尽量避免对那些在完成治疗后具有早期治疗反应且 PET-CT 检查结果为阴性的低风险患者进行放射治疗。

非霍奇金淋巴瘤（non-Hodgkin lymphomas，NHL）的治疗方案因组织学亚型和风险因素的不同而存在较大差异，以联合化疗方案如 CHOP 方案（环磷酰胺、长春新碱、多柔比星、泼尼松）、放疗和单克隆抗体为基础；然而，在弥漫大 B 细胞淋巴瘤中常采用免疫化疗方案，因为当联合使用单克隆抗体利妥昔单抗和 CHOP 方案时性腺毒性更低。

急性淋巴细胞白血病是儿童最常见的肿瘤，目前常用的联合化疗方案被认为导致不孕的风险较低。只有接受异基因造血干细胞移植（allogeneic hematopoietic stem cell transplantation，allo-HSCT）的患者与不孕相关，对于高风险患者或即将接受异基因 HSCT 的疾病复发患者，应考虑进行生育力保存。

慢性髓性白血病（chronic myeloid leukemia，CML）目前采用酪氨酸激酶抑制剂进行治疗，这种疗法提高了患者的存活率。大约 25% 的 CML 患者年龄小于 50 岁。酪氨酸激酶抑制剂的性腺毒性较低，但也存在致畸作用的报道，因此需要对 CML 患者的妊娠进行特殊管理。对于使用酪氨酸激酶抑制剂治疗无效并将进行异基因 HSCT 的患者，应考虑进行生育力保存。

根据欧洲血液和骨髓移植协会（European Society of Blood and Marrow Transplantation，EBMT）造血干细胞移植中心的数据，接受 HSCT 的年轻患者中有 60% 能够幸存，但卵巢功能衰竭、不孕和其他晚期副作用的风险很高。HSCT 的适应证人群因此也是需要生育力保存的人群，包括：10% 的急性淋巴细胞白血病患儿和 50% 的复发性急性淋巴细胞白血病患儿、10% 的淋巴瘤患者、<50% 的急性髓性白血病患者以及大多数骨髓增生异常综合征患者[15]。

血液系统恶性肿瘤患者的生育力保存

为了保护或保存患者化疗期间的卵巢功能，已经有多种方案被提出[2]。卵母细胞和胚胎的玻璃化冷冻是目前唯一被视为非试验性的冷冻保存技术[16]。卵巢皮质冷冻保存在血液肿瘤患者的生育力保存技术中发挥着重要作用，因为这类肿瘤常发生在青春期前女孩中。

卵母细胞和胚胎的玻璃化冷冻

根据现有证据，卵母细胞玻璃化冷冻是一种可重复、安全和有效的技术。尽管卵母细胞的存活率取决于患者的年龄和卵母细胞质量，并且临床结局与取卵数目显著相关，但该技术是一项成熟的技术，临床疗效良好并与新鲜周期相似[17]。

相比于其他技术，目前生育力保存的趋势是卵母细胞玻璃化冷冻，即使它需要的卵巢刺激可能会延迟化疗的开始时间。卵母细胞冷冻的局限性在于，可用的卵母细胞数量和可尝试的 IVF 周期次数均有限，并且不能保证患者一定能够妊娠。青春期前的女孩或患者需要立即开始化疗的情况下，可以选择卵巢组织冷冻保存。

胚胎玻璃化冷冻是生育力保存的另一种可能的选择，但由于其存在伦理困境，且如此年轻的患者往往缺乏伴侣，因此较少被考虑。

癌症患者促排卵过程中卵巢的反应性是否会降低仍存在争议。不同研究者发现，窦卵泡数在不同癌症类型患者间无显著差异[18]，最近 Von Wolff 报道，血液系统恶性肿瘤患者的卵巢反应性正常，甚至一些患者反应性更好，获得了更多的冷冻保存的成熟卵母细胞和胚胎。卵巢反应性根本上可能取决于患者的年龄[18]。

卵母细胞玻璃化冷冻已被证实是有效的生育力保存技术。患者年龄是最重要的影响因素，每位患者获得的卵母细胞数量与成功率密切相关。据报道，与选择进行卵母细胞玻璃化冷冻的正常女性相比，癌症患者的临床结局较差，然而这些数据仍需进一步证实[20]。在该项研究的患者中，65% 患有乳腺癌，而仅有 17.8% 患有血液系统肿瘤。因此要排除癌症对 IVF 临床结局的影响，必须开展进一步的研究。研究需要考虑到恶性肿瘤类型，尤其乳腺癌，这是大多数研究关注的最常见的癌症类型[20]。

保护性腺药物

促性腺激素释放激素激动剂

关于促性腺激素释放激素激动剂（gonadotropin-releasing hormone agonists，GnRHa）在预防血液系统恶性肿瘤女性 POI 方面的有效性仍存在争议[21]。GnRHa 能够抑制 FSH 的分泌，从而阻止始基卵泡的募集，防止它们被激活后暴露于化疗而发生凋亡，GnRHa 还能够减少子宫和卵巢的血液灌流，从而减少了暴露于化疗的始基卵泡数量。

化疗期间 GnRHa 保护患者生育力的潜在作用机制尚不明确。GnRHa 不仅能够阻止卵泡达到对化疗敏感的的阈值，更有研究表明给动物注射 GnRHa 后颗粒细胞的有丝分裂活性会降低。使用 GnRHa 后抑制 FSH，可减缓卵泡细胞的增殖，从而防止静止卵泡池的加速募集，避免化疗对早期生长卵泡造成的损害。GnRHa 给药后抑制 FSH 分泌，通过减缓颗粒细胞的增殖，从而避免化疗对早期生长卵泡造成的损伤，并最终防止静止卵泡池的加速募集[22]。

美国临床肿瘤学会（American Society of Clinical Oncology，ASCO）认为 GnRHa 和卵巢抑制剂对生育力保护的有效性证据不足；尽管这些药物具备一定的疗效，如预防因血小板减少而导致的子宫不规则出血，但不推荐将它们作为治疗血液疾病的可靠方法，也不能替代成熟的生育力保存方案。然而，在乳腺癌患者支持使用 GnRHa[23]。西班牙医学肿瘤学会（Spanish Society of Medical Oncology，SEOM）认为，在没有其他可行的生育力保护或保存方案时，GnRHa 是雌激素受体阴性乳腺癌患者的一种选择，但不推荐将其用于其他类型的肿瘤[24]。

对于是否支持使用 GnRHa 进行生育力保护，相关研究结果意见不一[25, 26]，但由于随访的异质性，包括癌症类型、化疗类型、实验组、对照组、卵巢功能或卵巢功能衰竭的定义，大多数研究都存在局限性。此外，许多研究仅限于分析卵巢功能或患者绝经状态，极少研究分析患者未来的生育能力。患者卵巢功能的恢复并不代表有生育能力，只有妊娠率才能作为评价 GnRHa 生育保护作用的一个指标。此外，在血液系统肿瘤患者中使用 GnRHa 进行生育力保存的有效性的证据也相当匮乏，因为大多数研究都是针对乳腺癌患者进行的。

2016 年，Demeestere 等在研究中未发现 GnRHa 对淋巴瘤患者卵巢功能和生育力有明显的保护作用；此外，Gris-Martínez 等在研究中也未发现 GnRHa 对癌症或自身免疫性疾病患者的生育力有保护作用，反而副作用有所增加，例如骨密度降低、头痛或阴道萎缩等[27, 28]。Behringer 等对接受 BEACOPP 方案化疗期间服用口服避孕药和使用 GnRHa 的霍奇金淋巴瘤患者进行了比较，发现患者卵巢储备功能或 AMH 值没有改善[29]。因此，有人建议化疗期间为了保护卵巢功能，可以联合使用 GnRHa，但当进行生育力保存时，无论是否使用 GnRHa，患者都应进行卵母细胞玻璃化冷冻保存[29]。

有关 GnRHa 的疗效，还有一些其他报道发现了有显著差异的研究结果，但大多数研究涉及患者卵巢功能，并未涉及生育能力[30, 31]。在 2016 年 Huser 等的研究中，通过监测 FSH 和妊娠结局，评估了化疗期间使用 GnRHa 以保护卵巢功能的年轻霍奇金淋巴瘤患者的生育状态，化疗后 1 年，82.4% 的患者卵巢功能正常，化疗后 2 年，90% 的患者恢复卵巢功能，21% 的患者实现了临床妊娠[32]。2017 年，Senra 等发表了一项荟萃分析，发现使用 GnRHa 患者发生卵巢功能衰竭和闭经的风险明显降低，但仅适用于乳腺癌患者，而不适用于淋巴瘤患者。他们还发现，使用 GnRHa 的患者有更高的自然妊娠率[33]。2018 年 ASCO 指南在 4 篇关于癌症患者生育力保存的系统综述中的其中 2 篇发现，化疗联合 GnRHa 治疗的患者妊娠率显著升高 [23]。同样，在乳腺癌患者中，Lambertini 等发表了包含 5 项随机研究的系统综述，其中 3 项研究分析了妊娠率，结果显示使用 GnRHa 的患者妊娠率更高 [34]。

GnRH 拮抗剂

GnRH 拮抗剂通过竞争性抑制作用于 GnRH 受体，在给药后立即降低促性腺激素水平 [35]，从而避免 GnRH 激动剂对垂体 FSH 和 LH 分泌的初始"点火"效应。与 GnRH 激动剂的长效作用相比，使用 GnRH 拮抗剂的一个局限性是需要每天用药。

如小鼠实验所示，GnRH 拮抗剂的生育力保护程度具有化疗剂量依赖性，然而也不是绝对的：化疗期间，GnRH 拮抗剂的疗效随着环磷酰胺剂量的增加而降低 [36]。研究未发现 GnRH 拮抗剂的长期有效性；另一项研究表明，GnRH 拮抗剂可以直接作用于小鼠卵巢减少卵泡数量 [37]。GnRH 激动剂与 GnRH 拮抗剂的联合使用可能通过减少 GnRH 受体数量而更快发挥降调作用，但并不会产生更有效的保护作用 [38]。Wen 等观察到，GnRH 拮抗剂通过诱导小鼠模型骨髓瘤细胞的细胞毒性和凋亡，有益于治疗人多发性骨髓瘤 [39]。

其他试验性药物

还有一些可能减少化疗所致的始基卵泡丢失的试验性方法尚未在人体内进行验证，这些方法包括：

酪氨酸激酶抑制剂

伊马替尼和其他酪氨酸激酶抑制剂，如尼洛替尼或达沙替尼，通过阻断顺铂在卵巢生殖细胞中激活的凋亡通路而发挥作用。顺铂可以激活 c-Abl-TAp63 通路引起 DNA 损伤，导致细胞死亡。在细胞系中，c-Abl 磷酸化 TAp63 诱导促凋亡细胞活化。而使用 c-Abl 激酶抑制剂伊马替尼可以阻断 c-Abl 的这些作用 [40]。

第一代酪氨酸激酶抑制剂伊马替尼用于治疗慢性粒细胞白血病和急性淋巴细胞白血病。虽然它的性腺毒性很低，但也无法完全排除它对胎儿的严重致畸作用 [41]。

AS101

小鼠体内实验中，免疫调节剂 AS101 可通过抑制诱导始基卵泡激活的 PI3K/PTEN/Akt 通路，减少环磷酰胺导致的始基卵泡丢失，并降低生长卵泡颗粒细胞的凋亡。它不干扰环磷酰胺的主要抗肿瘤活性，并与环磷酰胺具有协同抗肿瘤作用 [42]。

1- 磷酸鞘氨醇

1- 磷酸鞘氨醇（sphingosine-1-phosphate，S1P）是一种神经酰胺促凋亡通路的抑制剂，对接受人卵巢组织异种移植的小鼠进行 S1P 体内实验，发现其可以促进卵巢组织内血管生成、增加血管密度，并减少卵泡凋亡 [43]。在不同的研究中观察到，S1P 对卵巢的保护效果呈剂量依赖性，它可以减少放疗导致的始基卵泡耗竭，在高剂量给药时，甚至能够同时完整保护始基卵泡和生长期卵泡 [42, 44]。

多项研究表明，S1P 还能防止化疗导致的卵泡丢失 [42]，尽管研究结果不一致 [44]。半衰期短是 S1P 的一个明显局限性，因此需要连续给药甚至进行卵巢注射给药。

抗米勒管激素（AMH）

AMH 是始基卵泡激活的负调节因子，能抑制始基卵泡的募集和生长，调节每个周期中被激活的始基卵泡比例，从而维持卵巢卵泡池的休眠状态。与仅暴露于化疗的小鼠相比，化疗时接受重组人 AMH 治疗的小鼠，卵巢内始基卵泡数量更多，卵泡丢失减少 [42]。一个值得关注的观点认为，由于 AMH 活性仅限于卵巢，因此其产生副作用的可能性较低。

卵巢移位

卵巢移位是一种外科手术，旨在通过将卵巢移出放疗区域，避免卵巢直接暴露于辐照，然而间接照射也可能导致生殖毒性。对于所有需要盆腔放疗、预后良好且卵巢储备良好的患者，都应该考虑卵巢移位。为使卵巢移位有效，卵巢应移位至距离放疗区域边缘至少 2 ~ 5 cm 的位置 [45, 46]。

目前在有更有效的生育力保护技术的情况下，只有接受单独盆腔放疗、不接受化疗或接受低性腺毒性化疗的患者，才应考虑卵巢移位。卵巢移位也可被作为卵巢皮质组织冷冻保存或卵母细胞玻璃化冷冻保存的补充方案。放疗时即使性腺在放疗区域外，放疗散射也可能会对其造成巨大损伤[47]。

在接受卵巢移位的患者中，50%～80%的患者卵巢功能得到了保护[48]。在移出卵巢时，避免对血管产生任何损伤也很重要，因为这可能会影响保护效果以及残留的放射效应[48, 49]。子宫内膜损伤对未来生育能力的预后也有重要影响。

虽然卵巢移位后已经有自然妊娠案例的报道[50]，但在进行IVF促排卵时，卵巢所处的盆腔外位置会影响操作。不建议再次将卵巢移回原来的位置[51]。

未成熟卵母细胞体外成熟培养

未成熟卵母细胞取出并体外培养成熟后进行玻璃化冷冻保存是一项有前景的生育力保存技术，但目前该技术仍被视为试验性的，并处于研究评估阶段[26, 52]。对于癌症确诊后需要立即开始化疗和无法进行促排卵的患者而言，卵巢组织冷冻保存和未成熟卵母细胞体外培养的联合应用是一种新兴的生育力保存方案。未成熟卵母细胞可以从新鲜或冷冻卵巢组织中的窦卵泡中分离获得，随后进行体外成熟培养和玻璃化冷冻保存。

未成熟卵母细胞可以在月经周期的任何阶段，经阴道从卵巢皮质内小窦卵泡中抽吸获得，也可以在冷冻前处理卵巢皮质时获得。该技术的主要优势是无须进行卵巢刺激，然而它的临床效果尚不稳定，仍需改进。冷冻过程可能会影响体外成熟卵母细胞的受精潜能[53]，与未成熟卵母细胞玻璃化冷冻相比，人们更倾向于选择成熟卵母细胞玻璃化冷冻保存[54]。与常规IVF相比，未成熟卵母细胞的种植率和妊娠率均较低[52]，流产率较高[55]。根据文献报道，多数孩子是体外成熟卵母细胞新鲜周期受精后出生，但体外成熟卵母细胞经过冷冻保存和解冻复苏后，很少有活产的报道，这可能与冻融后的卵母细胞临床结局差有关[53]。尽管青春期前患者卵母细胞的活力、发育能力和受精潜能尚不清楚，但对于这些未来自体移植冻存卵巢组织有导致肿瘤复发高风险的患者而言，冷冻卵巢组织时收集未成熟卵母细胞进行体外培养并玻璃化冷冻保存，具有特殊的意义[56]。

该技术适用于急需开始化疗的患者、无法进行卵巢刺激的青春期前患者、多囊卵巢（polycystic ovaries，PCO）的患者，或者在任何想要避免卵巢刺激的情况下。

综上所述，确诊血液系统恶性肿瘤并将接受化疗和放疗的年轻患者应该进行生育力保存的咨询。卵母细胞和胚胎冷冻保存是唯一不被视为试验性的生育力保存技术。卵巢的反应性不受肿瘤类型的影响，预后主要取决于患者的年龄和卵巢储备功能。

（Javier Domingo, Antonio Pellicer）

参考文献

1. Harel S, Fermé C, Poirot C. Management of fertility in patients treated for Hodgkin's lymphoma. Haematologica. 2011;96:1692–9.
2. Larsen EC, Müller J, Schmiegelow K, et al. Reduced ovarian function in long-term survivors of radiation and chemotherapy-treated childhood cancer. J Clin Endocrinol Met. 2003;88:5307–14.
3. Meirow D, Nugent D. The effects of radiotherapy and chemotherapy on female reproduction. Hum Reprod Update. 2001;7:535–43.
4. Anderson RA, Themmen AP, Al-Qahtani A, et al. The effects of chemotherapy and long term gonadotrophin suppression on the ovarian reserve in premenopausal women with breast cancer. Hum Reprod. 2006;21:2583–92.
5. Marcello MF, Nuciforo G, Romeo R, et al. Structural and ultrastructural study of the ovary in childhood leukemia after succesful treatment. Cancer. 1990;66:2099–104.
6. Familiari G, Caggiati A, Nottola SA, et al. Ultrastructure of human primordial follicles after combination chemotherapy for Hodgkin's disease. Hum Reprod. 1993;8:2080–7.
7. Meirow D, Dor J, Kaufman B, et al. Cortical fibrosis and blood-vessels damage in human ovaries exposed to chemotherapy. Potential mechanisms of ovarian injury. Hum Reprod. 2007;22:1626–33.
8. Wo JY, Viswanathan AN. The impact or radiotherapy on fertility, pregnancy and neonatal outcomes of female cancer patients. Int J Radiat Oncol Biol Phys. 2009;73:1304–12.
9. Irtan S, Orbach D, Helfre S, Sarnacki S. Ovarian transposition in prepubescent and adolescent girls with cancer. Lancet Oncol. 2013;14:e601–8.
10. Wallace WH, Thomson AB, Kelsey TW. The radiosensitivity of human oocyte. Hum Reprod. 2003;18:117–21.
11. Howell SJ, Shalet S. Gonadal damage from chemotherapy and radiotherpy. Endocrinol Metab Clin. 1998;27:927–43.
12. De Bruin ML, Huisbrink J, Hauptmann M, et al. Treatment-related risk factors for premature menopause following Hodgkin lymphoma. Blood. 2008;111:101–8.
13. Patrick K, Wallace WH, Critchley H. Late reproductive effects of cancer treatment in female survivors of childhood malignancy. Curr Obstet Gynecol. 2003;13:369–72.
14. Skoetz N, Will A, Monsef I, et al. Comparison of first-line chemotherapy including escalated BEACOPP versus chemotherapy including ABVD for people with early unfavourable or advanced stage Hodgkin lymphoma. Cochrane Database Syst Rev. 2017;(5):CD007941.

15. Loren AW, Chow E, Jacobsohn DA, Gilleece M, Halter J, Joshi S, et al. Pregnancy after hematopoietic cell transplantation: a report from the late effects working committee of the Center for International Blood and Marrow Transplant Research (CIBMTR). Biol Blood Marrow Transplant. 2011;17:157–66.
16. Practice Committees of American Society for Reproductive Medicine, Society for Assisted Reproductive Technology. Mature oocyte cryopreservation: a guideline. Fertil Steril. 2013;99:37–43.
17. Cobo A, García-Velasco JA, Coello A, et al. Oocyte vitrification as an efficient option for elective fertility preservation (EFP). Fertil Steril. 2016;105:755–64.
18. Alvarez RM, Ramanathan P. Fertility preservation in female oncology patients: the influence of the type of cancer on ovarian stimulation response. Hum Reprod. 2018;33:2051–9.
19. von Wolff M, Bruckner T, Strowitzki T, Germeyer A. Fertility preservation: ovarian response to freeze oocytes is not affected by different malignant diseases-an analysis of 992 stimulations. J Assist Reprod Genet. 2018;35:1713–9.
20. Cobo A, García-Velasco J, Domingo J, et al. Elective and onco-fertility preservation: factors related to IVF outcomes. Hum Reprod. 2018;33:2222–31.
21. American Society of Clinical Oncology. Recommendations on fertility preservation in cancer patients. J Clin Oncol. 2006;24:2917–31.
22. Lambertini M, Horicks F, Del Mastro L, et al. Ovarian protection with gonadotropin-releasing hormone agonists during chemotherapy in cancer patients: from biological evidence to clinical application. Cancer Treat Rev. 2019;72:65–77.
23. Oktay K, Harvey BE, Partridge AH, et al. Fertility preservation in patients with cancer: ASCO clinical practice guideline update. J Clin Oncol. 2018;36:1994–2001.
24. Muñoz M, Santaballa A, Seguí MA, et al. SEOM clinical guideline of fertility preservation and reproduction in cancer patients (2016). Clin Transl Oncol. 2016;18:1229–36.
25. Blumenfeld Z, Evron A. Endocrine prevention of chemotherapy-induced ovarian failure. Curr Opin Obstet Gynecol. 2016;28:223–9.
26. Elgindy E, Sibai H, Abdelghani A, et al. Protecting ovaries during chemotherapy through gonad suppression: a systematic review and metaanalysis. Obstet Gynecol. 2015;126: 187–95.
27. Demeestere I, Brice P, Peccatori FA, et al. No evidence for the benefit of gonadotropin-releasing hormone agonist in preserving ovarian function and fertility in lymphoma survivors treated with chemotherapy: final long-term report of a prospective randomized trial. J Clin Oncol. 2016;34:2568–74.
28. Gris-Martínez JM, Trillo-Urrutia L, Gómez-Cabeza JJ, et al. Protective effect of GnRH analogues on the reproductive capacity of women with neoplasia or autoimmune disease who require chemotherapy. Final results of a phase II clinical trial. Med Clin. 2016;146:97–103.
29. Behringer K, Thielen I, Mueller H, et al. Fertility and gonadal function in female survivors after treatment of early unfavorable Hodgkin lymphoma (HL) within the German Hodgkin Study Group HD14 trial. Ann Oncol. 2012;23:1818–25.
30. Lambertini M, Del Mastro L, Pescio MC, et al. Cancer and fertility preservation: international recommendations from an expert meeting. BMC Med. 2016;14(1):1.
31. Blumenfeld Z, Evron A. Preserving fertility when choosing chemotherapy regimens—the role of gonadotropin-releasing hormone agonists. Expert Opin Pharmacol. 2015;16:1009–20.
32. Huser M, Smardova L, Janku P, et al. Fertility status of Hodgkin lymphoma patients treated with chemotherapy and adjuvant gonadotropin-releasing hormone analogues. J Assist Reprod Genet. 2015;32:1187–93.
33. Senra JC, Roque M, Talim MCT, et al. Gonadotropin-releasing hormone agonist for ovarian protection during cancer chemotherapy: systematic review and meta-analysis. Ultrasound Obstet Gynecol. 2018;51:77–86.
34. Lambertini M, Dellepiane C, Viglietti G, et al. Pharmacotherapy to protect ovarian function and fertility during cancer treatment. Expert Opin Pharmacother. 2017;18:739–42.

35. Rabinovici J, Rothman P, Monroe SE, et al. Endocrine effects and pharmacokinetic characteristics of a potent new gonadotropin-releasing hormone antagonist (Ganirelix) with minimal histamine-releasing properties: studies in postmenopausal women. J Clin Endocrinol Metab. 1992;75:1220–5.
36. Meirow D, Assad G, Dor J, et al. The GnRH antagonist cetrorelix reduces cyclophosphamide-induced ovarian follicular destruction in mice. Hum Reprod. 2004;19:1294–9.
37. Danforth DR, Arbogast LK, Friedman CI. Acute depletion of murine primordial follicle reserve by gonadotropin-releasing hormone antagonists. Fertil Steril. 2005;83:1333–8.
38. Knudtson JF, Tellez M, Failor CM, et al. A combination of a GnRH antagonist and agonist for fertility preservation in an adolescent female murine model. Reprod Sci. 2017;24:1280–3.
39. Wen J, Feng Y, Bjorklund CC, et al. Luteinizing hormone-releasing hormone (LHRH)-I antagonist cetrorelix inhibits myeloma cell growth in vitro and in vivo. Mol Cancer Ther. 2011;10:148–58.
40. Gougeon A. Regulation of ovarian follicular development in primates: facts and hypotheses. Endocr Rev. 1996;17:121–55.
41. Bildik G, Acılan C, Sahin GN, et al. C-Abl is not actıvated in DNA damage-induced and Tap63-mediated oocyte apoptosıs in human ovary. Cell Death Dis. 2018;20(9):943.
42. Roness H, Kashi O, Meirow D. Prevention of chemotherapy-induced ovarian damage. Fertil Steril. 2016;105:20–9.
43. Morita Y, Perez GI, Paris F, et al. Oocyte apoptosis is suppressed by disruption of the acid sphingomyelinase gene or by sphingosine-1-phosphate therapy. Nat Med. 2000;6:1109–14.
44. Kaya H, Desdicioglu R, Sezik M, et al. Does sphingosine-1-phosphate have a protective effect on cyclophosphamide and irradiation-induced ovarian damage in the rat model? Fertil Steril. 2008;89:732–5.
45. Gross E, Champetier C, Pointreau Y, et al. Normal tissue tolerance to external beam radiation therapy: ovaries. Cancer Radiothér. 2010;14:373–5.
46. Haie-Meder C, Mlika-Cabanne N, Michel G, et al. Radiotherapy after ovarian transposition: ovarian function and fertility preservation. Int J Radiat Oncol Biol Phys. 1993;25:419–24.
47. Kimler BF, Briley SM, Johnson BW, et al. Radiation-induced ovarian follicle loss occurs without overt stromal changes. Reproduction. 2018;155:553–62.
48. Gubbala K, Laios A, Gallos J, et al. Outcomes of ovarian transposition in gynaecological cancers; a systematic review and meta-analysis. J Ovarian Res. 2014;7:69.
49. Mossa B, Schimberni M, di Benedetto L, et al. Ovarian transposition in young women and fertility sparing. Eur Rev Med Pharmacol Sci. 2015;19:3418–25.
50. Morice P, Thiam-Ba R, Castaigne D, et al. Fertility results after ovarian transposition for pelvic malignancies treated by external irradiation or brachytherapy. Hum Reprod. 1998;13:660–3.
51. Salih S, Albayrak S, Seo S, Stewart S, Bradley K, Kushner D. Diminished utilization of in vitro fertilization following ovarian transposition in cervical cancer patients. J Reprod Med. 2015;60:345–53.
52. De Vos M, Smitz J, Woodruff T. Fertility preservation in women with cancer. Lancet. 2014;384:1302–10.
53. Cohen Y, St-Onge-St-Hilaire A, Tannus S, et al. Decreased pregnancy and live birth rates after vitrification of in vitro matured oocytes. J Assist Reprod Genet. 2018;35:1683–9.
54. Brambillasca F, Guglielmo MC, Coticchio G, et al. The current challenges to efficient immature oocyte cryopreservation. J Assist Reprod Genet. 2013;30:1531–9.
55. Buckett WM, Chian RC, Dean NL, et al. Pregnancy loss in pregnancies conceived after in vitro oocyte maturation, conventional in vitro fertilization and intracytoplasmic sperm injection. Fertil Steril. 2008;90:546–50.
56. Abir R, Ben-Aharon I, Garor R, et al. Cryopreservation of in vitro matured oocytes in addition to ovarian tissue freezing for fertility preservation in paediatric female cancer patients before and after cancer therapy. Hum Reprod. 2016;31:750–62.

第二部分

女性癌症患者生育力保存面临的挑战

第 6 章 肿瘤领域解决生育力保存问题的组织策略

引言

每年有许多年轻的成年女性（20 ~ 39 岁）被确诊患有癌症，在美国超过 30 000 例[1]，而全球的数量超过 194 000 例[2]。不幸的是，许多癌症治疗方法可能会损害这些癌症患者的生育能力，在治疗后，她们可能无法自然妊娠拥有一个亲生孩子甚至无法怀孕。对于那些在诊断癌症时尚未组建家庭的患者，这些与肿瘤治疗相关的生育风险可能会引发严重的担忧[3]。

最近发表的 3 篇系统综述总结了大量的证据，其表明许多年轻女性在癌症诊断时和治疗结束后，对生育力相关信息和支持的需求未得到满足。Goosens 等[4]总结了 2001 年 1 月至 2012 年 3 月期间以英文、荷兰文、德文和法文发表的 21 篇文章的结果，发现 66% ~ 100% 的年轻癌症患者渴望获取与生育力有关的信息。然而，对于所提供的信息，她们在接受度和满意度方面存在较大差异。0% ~ 85% 的受访者表示收到相关信息，11% ~ 90% 的受访者认为所提供的信息是充足的。没有孩子或者有生育计划的年轻女性，更渴求获得与生育力相关的信息，年龄超过 35 岁的女性患者更容易表现出对信息的不满意。患者希望在肿瘤治疗前尽早就生育力问题与医生进行深入的讨论，以便她们有足够的时间决定是否进行生育力保存。此外，患者还渴望了解治疗完成后有关生育力、月经和家庭规划等的相关信息。Bibby 等[5]总结了 1990 年至 2015 年发表的 45 篇英文文献的结果，发现在青少年和年轻癌症患者中，生育力问题是最容易被忽视的问题。尤其是女性患者，认为她们没有得到足够的信息来了解肿瘤治疗对生育力的影响以及生育力保存的方式，而且对于许多人来说，这增加了她们的痛苦并且影响了她们的决策。此外，在治疗完成后，对生育力问题的信息和支持需求也未得到满足。Anazodo 等[6]总结了 2007 年至 2016 年发表的来自 17 个国家的 147 篇英文文献的结果，发现许多肿瘤患者获得的生育力信息是不完整的，这些信息提供得太仓促，并且缺少相应的书面材料。女性肿瘤患者对所提供信息的满意度通常低于男性患者。患者希望临床医生在诊治时就未来生育能力与她们进行沟通，并根据其年龄和生活阶段提供个性化的咨询。

许多专业协会，包括美国临床肿瘤学会（ASCO）[7-9]、美国国家综合癌症网络[10]、欧洲肿瘤内科学会[11]、美国生殖医学学会[12, 13]以及欧洲女性和男性更年期协会[14]，均意识到了生育力和家庭组建对于青少年和年轻癌症患者的重要性，因此制定了与生育力保存相关的指南。这些指南强调了肿瘤医生需要在治疗开始前告知患者治疗方法对生育力的潜在风险，与患者讨论生育力保存的方法，并将有需求的患者转诊给生殖专科医师。

生育力保存的困境

尽管有些指南已经制定了 10 多年，但患者仍认为她们对于生育力信息的了解需求没有得到满足。这一点不足为奇，因为肿瘤临床医生已经发现了一系列导致他们在临床实践中强调生育问题的障碍，这些障碍来自机构或个人，近期发表的 4 篇文章对此进行了论述[4, 15-17]，接下来我们将依次进行讨论。

缺乏肿瘤治疗对生育力损害的相关知识是生育力保存所面临的基本困境，这导致临床医生无法确定哪些患者需要进行生育咨询以及如何量化生育力损害的风险。大多数关于生育力损害风险的数据是基于老式的化疗方案。然而，化疗药物正以新的组合和不同的剂量使用，并且靶向治疗和免疫治疗的使用也在不断增加。关于大多数新疗法对生育力的影响，目前数据有限。此外，随着治疗开始时的年龄、治疗持续的时间以及患者在治疗结束后等待可以尝试妊娠的时间不同，其相应的生育力损害的风险也存在显著差异。现实情况是，我们无法预测任何个体发生不孕的风险有多少。

缺乏对生育力保存方式相关知识的了解是另一个被广泛提及的困境，这可能会产生对于患者选择合适决策的误导。肿瘤医生可能并不了解最新的进展，例如卵母细胞和卵巢组织冷冻保存的可行性和适应证。他们也可能不知道患有恶性肿瘤女性生育力保存的最常用的安全性优化措施，例如使用随机启动的促排卵方案，在月经周期的任何一个阶段开始促排卵，从而最大限度地减少癌症治疗延迟的影响；对激素依赖性肿瘤患者进行促排卵时，使用芳香化酶抑制剂来降低雌激素水平。此外，在癌症治疗前接受过生育力保存的女性中，仅少部分患者使用了她们冻存的卵母细胞、胚胎或卵巢组织，因此对该人群妊娠成功率知之甚少。而患者门诊就诊时有限的信息交流，导致患者生育相关的信息教育资源不足是另一个障碍，特别是对于缺乏相关知识的临床医生。

另一个困境是**肿瘤医生并不知道如何将有需求的患者转诊至生殖专家**，对于这些渴望生育力保存的患者，她们可以从生殖专家那里获取生育力保存方法的相关信息以及如何安全地进行生育力保存。对于在未设置生殖内分泌科室或提供相关服务的医院中工作的临床医生来说，克服这一困难尤其具有挑战性。

许多肿瘤医生提出，他们在接待患者时**缺少提供生育力咨询的时间**。他们接诊时的主要职责是在肿瘤诊断和治疗计划方面为患者提供信息和支持。如果时间紧迫，并且患者未提及，那么生育力问题可能会被遗忘。而有一些临床医生担心对患者灌输过多信息，使他们不愿意与患者讨论生育力问题。

医生对患者有关生育力问题关注的猜测也可能是生育力咨询中的一个阻碍。一些医生可能认为患者未就生育力问题进行咨询则表明患者对此不关注。医生可能基于包括年龄、伴侣状况、是否生育、性别认同、性取向、宗教、社会经济地位或临床表现等依据，来评估患者对于生育力问题是否关注。在生育力保存未纳入医疗保险的国家或地区，经济状况对于决策尤为重要。如果考虑到患者可能缺乏经济来源支付生育力保存的费用，临床医生可能不会提及这个问题，以避免她们陷入由于经济问题无法实现生育力保存的痛苦。此外，医生可能不愿意在预后较差的患者中讨论生育力保存，因为这涉及后期的父母责任。患者的病情可能也会对生育力保存造成限制，例如，患者病情严重，必须立即开始治疗，或者进行生育力保存会损害患者健康。与经济问题类似，为了避免患者陷入无法进行生育力保存的痛苦，医生可能不会与病情危重的患者讨论生育力问题。

克服困难的组织策略

仅仅制订组织策略来强制医生与新发肿瘤患者讨论生育问题，并不足以改变现状，也不能确保患者在开始肿瘤治疗前尽早地获得她们所需要的信息以及有足够的时间来决定是否进行生育力保存。肿瘤治疗中心必须重视临床医生在与患者讨论生育力问题时所面临的挑战，并制订相关策略来克服存在的困难。

非营利组织 Fertile Hope（2010 年被 LIVESTRONG 基金会收购）的成立旨在解决当下肿瘤相关不孕问题所带来的需求，并在美国首次规划了所需要的策略。2005 年，该组织启动了 Fertile Hope 卓越中心计划，对癌症中心列出了具体的标准，以保证它们具有有效的、制度化的生育问题相关解决方法[18]。此前文献中描述了多种改进肿瘤患者生育问题相关服务的措施[6, 19-22]，这其中也存在一些共同的策略，表 6.1 对此进行了总结，并在接下来进行讨论，以说明这些策略如何克服前述的困难。

对肿瘤医生进行有关肿瘤患者生育力损害风险和生育力保存方式的相关知识培训是帮助他们更熟悉这些问题并愿意与患者讨论这些问题的第一步。培训可以由机构内部的专家（如果条件允许），或者来自社区的生殖内分泌专家提供。目标受众应包括所有相关学科的临床医生，包括肿瘤内科、外科和放射科主治医师和专科医师、高级医疗服务提供者、临床和研究护理人员、临床心理学家、社会工作者和遗传咨询师。讲座可以在大查房、疾病相关的会议和员工培训中进行，学习辅助生殖技术和临床结局相关的综述和进展。与特定临床专家进行专注于患者角度的病例讨论，分享与患者讨论生育力问题的个人经验，具有超越一般原则的教育意义。临床医生也需要接诊患者才能够有途径获取相关信息。大多数机构已经有一些可用的网络系统，在此基础上创建一个用于机构内部使用的肿瘤和生育力信息的网站是非常实用的。此外，机构中任何位置的工作站均可访问该网站。该网站可以包括概述生育力损害风险的表格链接、患者生育力保存的选择流程图、生育力问题咨询技巧、转诊流程、指南和重要参考文献、外部资源的链接以及可打印的患者宣教材料。

确保患者教育资源的可及性，并为患者提供准确的、最新的有关生育力损害风险和生育力保存方式的信息也十分重要。对这些信息的了解

表 6.1　克服生育力保存困难的组织策略

生育力保存面临的困难	组织策略
缺乏生育力风险和生育力保存方式的相关知识	对肿瘤医生进行有关肿瘤患者生育力损害和生育力保存方式的相关知识培训 • 年度回顾讲座（例如大查房、疾病相关的会议、培训） • 病例汇报 • 任何临床中心均可获取相关信息的内部网站
缺少生育力相关的患者教育资源	保证教育资源的可及性 • 书籍或手册 • 动画或视频演示 • 相关网址列表
不了解可转诊的生殖医学专科医生	建立生殖医学医生的合作网络 • 确定当地的生殖医学医生 • 筛选合作的生殖医学医生 • 建立转诊流程
门诊缺少生育力咨询的时间	加强生育力咨询的多学科责任 • 明确团队分工，指定团队成员进行宣教和转诊 • 在肿瘤咨询结束后安排面对面或电话进行生育为重点的咨询
基于患者是否提出生育力相关问题以及其他特征包括年龄、伴侣状况、是否生育、性别认同、性取向、宗教、社会经济地位或临床表现，猜测患者对此是否感兴趣	设置提示标志用于提醒临床医生为所有具有生育潜能的患者均提供生育力相关信息 • 对具有生育潜能的新患者系统生成电子标签或记录 • 新患者填写表格 • 电子文档表格

可以加强和补充医生所提供的信息，也会增加医生与患者讨论相关问题的信心和意愿。这些材料可以是书籍或手册，也可以是动画或视频演示，可以由肿瘤医生或相关的生殖内分泌医生来制作。此外，也可以为患者提供打印好的网站列表，以方便患者获取准确信息。下面给出了一些示例：

- ASCO 开发的“Cancer.Net”（https://www.cancer.net/navigating-cancercare/dating-sex-and-reproduction/fertility-concerns-and-preservation-women）
- 美国癌症协会（https://www.cancer.org/treatment/treatments-and-side-effects/physical-side-effects/fertility-and-sexual-side-effects/fertility-and-women-with-cancer.html）

- 肿瘤生殖学会开发的“Save My Fertility”（https://www.savemyfertility.org）
- Livestrong Fertility（https://www.livestrong.org/we-can-help/livestrong-fertility）

无论使用何种教育资源，都可以在机构的网站上发布，以供患者访问。

建立生殖医学专家的合作网络至关重要。如果没有建立合作，肿瘤医生将不知道如何将有兴趣了解更多信息和（或）寻求生育力保存的患者转诊。如果您所在的医疗机构没有内部或者合作的生殖专科医生，这里有一些可以找到当地专家团队的方法。下面列出了一些在美国寻找生殖专科医师的方法。

- Fertility Scout 是一个由生育力保存联盟建立的用于查询生育力保存服务相关资讯的网络工具（http://www.allianceforfertilitypreservation.org/get-involved/fertility-scout）
- 辅助生殖技术协会（https://www.sart.org/clinicpages/find-a-clinic）
- 美国生殖医学学会（https://www.reproductivefacts.org/resources/find-a-health-professional）
- Livestrong Fertility（https://www.livestrong.org/we-can-help/livestrong-fertility）

最近 Melan 等[23] 报道了世界范围内存在生育力保存相关网络资源的缺乏。下面列出了来自美国以外的两个网络资源。

- FertiPROTEKT（德国、澳大利亚和瑞士）（https://fertiprotekt.com）
- 肿瘤生殖医学转诊网络（加拿大）（https://cancerkn.com/oncofertility-referral-network）

为确保患者得到最佳医疗服务，在为其选择相应的生殖医疗机构时应当采用明确的标准。下面给出了一些示例。

- 具备胚胎冻存和卵母细胞冻存技术（如果包括卵巢组织冻存会更好）相关的专业知识。
- 愿意在 24～48 小时内接诊患者。
- 为转诊和安排患者提供点对点的联系。
- 具有为肿瘤患者提供医疗服务的经验，因为她们的心理和经济顾虑不同于普通因不孕症寻求治疗的患者。
- 具备各种诊疗策略，比如为尽量减少肿瘤治疗的延误而能够随时启动治疗，或者为激素敏感型肿瘤患者使用来曲唑。

- 能够与肿瘤医疗团队进行沟通和协作，以确保患者得到安全有效的照顾。
- 愿意减免患者医疗费用并加入提供免费促排卵药物的项目。
- 在其网站上提供有关生育力保存方式的信息及医生如何转诊（或患者如何自行就诊），以保证患者得到及时的咨询。

一旦确定了转诊的生殖专科医生，就必须建立一个能够沟通相关医疗信息的简单的转诊流程，沟通方式可以包括电子表格、加密电子邮件或电话。

加强生育咨询的多学科合作，明确团队成员的角色分工，有助于克服门诊时间紧迫的问题。肿瘤医生通常负责开始生育力相关问题的讨论，如同他们向患者解释治疗的其他潜在副反应或风险一样，向患者介绍肿瘤治疗导致不孕的风险。团队中的护士或医师助理负责跟进、介绍生育力保存的方式、提供相关宣教材料并转诊对此感兴趣的患者。如果患者在就诊期间对有关癌症诊断和治疗计划的信息感到不知所措，则可以通过电话或在后续就诊时安排以生育力为重点的医疗咨询。

设置提示标志用于提醒临床医生为患者提供生育力相关信息，这一措施有助于克服医生基于患者无生育力咨询需求的预判而不提供相关咨询的困难。提示标志例如：由系统生成的对于新接诊的育龄女性患者的标记，新入患者填写表格时设置询问是否有意愿接受生育力咨询的问题，设置包含记录不孕风险和生育力保存方式模块的电子文档表格。

实施和评估

为了在肿瘤医疗机构中成功实施这些策略，并确保它们在整个机构中制度化和可持续性，可利用集中统一的方法[19-22]。下面将讨论需要考虑的问题。

在项目规划和实施的时候成立咨询小组将有重要的价值。该小组应包括不同学科和专业的肿瘤医生，特别是那些治疗大量具有生育潜能患者的肿瘤医生，以及 1 ~ 2 名癌症治愈患者。这将确保该项目所服务的人能够在准备宣教材料以及开发和完善资源及服务时提供建议和意见。在项目启动后，咨询小组中的临床医生可以向他们的同事传播相关信息。

文献中描述的几个项目中的一个关键组成部分是建立内部咨询服务系统[19-22]。任何肿瘤医生都可以将感兴趣的患者转诊至内部咨询服务，在那里患者可以获得关于生育力风险和选择的个体化信息咨询，有利于帮助患者做出决策，并可通过内部咨询服务进一步转诊至生殖医生，以了解更多信息和（或）寻求生育力保存。此外，提供此咨询服务的个人或团队可以充当肿瘤医生和生殖医生之间的联络人，以保证协调和沟通。他们还可以提供或安排多学科的临床医生教育，回答临床医生有关生育相关的问题，制作患者宣教材料，并参与或领导与生育服务相关的改进和研究计划。在肿瘤机构内部提升生育服务知识的另一种方法是在机构内安排生殖内分泌医生[24]，可以减少院外转诊患者的交通障碍。

评估为保证患者及时获得有关生育力损害风险和生育力保存方式的策略是否有效或具有挑战性。用于评估的指标包括生育咨询的医疗文书记录[25-28]、生殖医学中心转诊记录[22]以及精子库、卵母细胞或胚胎冷冻的推荐记录[19, 22, 24, 26, 29, 30]。然而，文书可能无法准确反映临床实践，并且没有有意义的分母推算比率的转诊数量使其实用性方面受到限制，并且可能无法获得未通过医生个人或团队的转诊，或拒绝转诊的患者。随访后期决定进行生育力保存的患者数量有时候是另一个采用的指标，但这并不能说明患者拒绝生育力保存的各种原因。另一个更有意义的指标可能是患者对接收到的生育力相关信息的满意度[22]。无论患者对转诊或进行生育力保存做出何种决定，她们对进行生育力咨询的认知可能减少后期的遗憾。制定一种有效且可靠的工具来评价所获取信息的满意度，可能对所有肿瘤机构都有用，因为他们正努力改进该领域的医疗实践。

总结

人们普遍认为，肿瘤医生有责任告知年轻患者肿瘤治疗对生育力的潜在风险，提供生育力保存的选择，并将感兴趣的患者转诊给生殖医生。为确保患者获得她们想要和需要的信息，肿瘤机构必须承认临床医生在实践中所面临的困难。无论其组织构成如何——综合癌症中心、科研中心或私人诊所——任何提供肿瘤医疗服务的机构都可以使用统一的方法来制订克服这些困难的策略。

（Joanne Frankel Kelvin）

参考文献

1. American Cancer Society. Key statistics for cancers in young adults. 2018.
2. Fidler MM, Gupta S, Soerjomataram I, Ferlay J, Steliarova-Foucher E, Bray F. Cancer incidence and mortality among young adults aged 20–39 years worldwide in 2012: a population-based study. Lancet Oncol. 2017;18(12):1579–89.
3. Gorman JR, Su HI, Roberts SC, Dominick SA, Malcarne VL. Experiencing reproductive concerns as a female cancer survivor is associated with depression. Cancer. 2015;121(6):935–42.
4. Goossens J, Delbaere I, Van Lanker A, Beeckman D, Verhaeghe S, Van Heck A. Cancer patients' and professional caregivers' needs, preferences and factors associated with receiving and providing fertility-related information: a mixed-methods systematic review. Int J Nurs Stud. 2014;51:300–19.
5. Bibby H, White V, Thompson K, Anazodo A. What are the unmet needs and care experiences of adolescents and young adults with cancer? A systematic review. J Adolesc Young Adult Oncol. 2017;6(1):6–30.
6. Anazodo A, Laws P, Logan S, Saunders C, Travaglia J, Gerstl B, et al. How can we improve oncofertility care for patients? A systematic scoping review of current international practice and models of care. Hum Reprod Update. 2019;25(2):159–79.
7. Lee SJ, Schover LR, Partridge AH, Patrizio P, Wallace WH, Hagerty K, et al. American Society of Clinical Oncology recommendations on fertility preservation in cancer patients. J Clin Oncol. 2006;24(18):2917–31.
8. Loren AW, Mangu PB, Beck LN, Brennan L, Magdalinski AJ, Partridge AH, et al. Fertility preservation for patients with cancer: American Society of Clinical Oncology clinical practice guideline update. J Clin Oncol. 2013;31(19):2500–10.
9. Oktay K, Harvey BE, Partridge AH, Quinn GP, Reinecke J, Taylor HS, et al. Fertility preservation in patients with cancer: ASCO clinical practice guideline update. J Clin Oncol. 2018;36(19):1994–2001.
10. Coccia PF, Pappo AS, Altman J, Bhatia S, Borinstein SC, Flynn J, et al. Adolescent and young adult oncology, version 2.2014. J Natl Compr Cancer Netw. 2014;12(1):21–32.
11. Pentheroudakis G, Orecchia R, Hoekstra HJ, Pavlidis N, ESMO Guidelines Working Group. Cancer, fertility and pregnancy: ESMO clinical practice guidelines for diagnosis, treatment and follow-up. Ann Oncol. 2010;21(Suppl 5):v266–v73.
12. American Society for Reproductive Medicine. Fertility preservation in patients undergoing gonadotoxic therapy or gonadectomy: a committee opinion. Fertil Steril. 2013;100(5):1214–23.
13. American Society for Reproductive Medicine. Fertility preservation and reproduction in patients facing gonadotoxic therapies: an Ethics Committee opinion. Fertil Steril. 2018;110(3):380–6.
14. Mintziori G, Lambrinoudaki I, Ceausu I, Depypere H, Erel CT, Perez-Lopez FR, et al. EMAS position statement: fertility preservation. Maturitas. 2014;77(1):85–9.
15. Linkeviciute A, Boniolo G, Chiavari L, Peccatori FA. Fertility preservation in cancer patients: the global framework. Cancer Treat Rev. 2014;40(8):1019–27.
16. Panagiotopoulou N, Ghuman N, Sandher R, Herbert M, Stewart JA. Barriers and facilitators towards fertility preservation care for cancer patients: a meta-synthesis. Eur J Cancer Care (Engl). 2018;27(1) https://doi.org/10.1111/ecc.12428.
17. Vindrola-Padros C, Dyer KE, Cyrus J, Lubker IM. Healthcare professionals' views on discussing fertility preservation with young cancer patients: a mixed method systematic review of the literature. Psycho-Oncology. 2017;26(1):4–14.
18. Reinecke JD, Kelvin JF, Arvey SR, Quinn GP, Levine J, Beck LN, et al. Implementing a sys-

tematic approach to meeting patients' cancer and fertility needs: a review of the Fertile Hope Centers Of Excellence program. J Oncol Pract. 2012;8(5):303–8.
19. Carlson CA, Kolon TF, Mattei P, Hobbie W, Gracia CR, Ogle S, et al. Developing a hospital-wide fertility preservation service for pediatric and young adult patients. J Adolesc Health. 2017;61(5):571–6.
20. Kelvin JF, Reinecke J. Institutional approaches to implementing fertility preservation for cancer patients. Adv Exp Med Biol. 2012;732:165–73.
21. Smith K, Efymow B, Gracia C. Patient navigation and coordination of care for the oncofertility patient: a practical guide. In: Gracia C, Woodruss TK, editors. Oncofertility medical practice: clinical issues and implementation. New York: Springer Science+Business Media; 2012.
22. Kelvin JF, Thom B, Benedict C, Carter J, Corcoran S, Dickler MN, et al. Cancer and fertility program improves patient satisfaction with information received. J Clin Oncol. 2016;34(15):1780–6.
23. Melan K, Amant F, Veronique-Baudin J, Joachim C, Janky E. Fertility preservation healthcare circuit and networks in cancer patients worldwide: what are the issues? BMC Cancer. 2018;18(1):192.
24. Peavey M, Arian S, Gibbons W, Lu K, Gershenson D, Woodard T. On-site fertility preservation services for adolescents and young adults in a comprehensive cancer center. J Adolesc Young Adult Oncol. 2017;6(2):229–34.
25. Salsman JM, Yanez B, Smith KN, Beaumont JL, Snyder MA, Barnes K, et al. Documentation of fertility preservation discussions for young adults with cancer: examining compliance with treatment guidelines. J Natl Compr Cancer Netw. 2016;14(3):301–9.
26. Grover NS, Deal AM, Wood WA, Mersereau JE. Young men with cancer experience low referral rates for fertility counseling and sperm banking. J Oncol Pract. 2016;12(5):465–71.
27. Lewin J, Ma JMZ, Mitchell L, Tam S, Puri N, Stephens D, et al. The positive effect of a dedicated adolescent and young adult fertility program on the rates of documentation of therapy-associated infertility risk and fertility preservation options. Support Care Cancer. 2017;25(6):1915–22.
28. Quinn GP, Block RG, Clayman ML, Kelvin J, Arvey SR, Lee JH, et al. If you did not document it, it did not happen: rates of documentation of discussion of infertility risk in adolescent and young adult oncology patients' medical records. J Oncol Pract. 2015;11(2):137–44.
29. Quinn GP, Vadaparampil ST, Gwede CK, Reinecke JD, Mason TM, Silva C. Developing a referral system for fertility preservation among patients with newly diagnosed cancer. J Natl Compr Cancer Netw. 2011;9(11):1219–25.
30. Sheth KR, Sharma V, Helfand BT, Cashy J, Smith K, Hedges JC, et al. Improved fertility preservation care for male patients with cancer after establishment of formalized oncofertility program. J Urol. 2012;187(3):979–86.

第 7 章　全身抗肿瘤治疗对生育力的影响

引言

每年，全世界数以百万计的年轻育龄女性被诊断出患有肿瘤。年轻女性中常见的肿瘤包括乳腺癌和儿童恶性肿瘤，例如血液系统恶性肿瘤、肉瘤和生殖细胞肿瘤。由于生育年龄的延迟，许多患有肿瘤的年轻女性在诊断时尚未组建家庭[1-4]。由于局部和全身抗肿瘤治疗技术水平的提高，这些年轻女性肿瘤患者的治愈率在过去几十年中显著增加。然而，全身治疗的潜在危害之一是卵巢功能的早期丧失，导致出现年轻时生育力丧失以及绝经相关并发症的风险增加[5,6]。

在本章中，我们讨论全身抗肿瘤治疗对女性生育力的影响，包括化疗、内分泌治疗以及曲妥珠单抗和其他新型靶向治疗。

特定全身治疗对女性肿瘤患者生育力的影响

化疗

化疗仍然是许多肿瘤患者治疗的基石。人类卵巢具有固定数量且不可替代的原始卵泡，这些卵泡会随着年龄的增长而逐渐减少。卵母细胞的数量在 37 岁左右开始下降，此时还剩下大约 25 000 个原始卵母细胞，并且在绝经前 12～14 年，大约只剩下 1000 个卵母细胞。细胞毒性药物可导致卵母细胞耗竭；细胞毒性药物治疗后，卵巢出现一系列损伤，从次级卵泡数量减少到完全丧失卵泡，这些变化与卵巢纤维化有关，其组织学切片特征与绝经后卵巢相似[7-11]。这些与使用化疗药物相关的形态学改变反映了卵泡过早耗竭，在某些患者中可能导致不可逆的卵巢损伤和卵巢早衰[7-11]。此外，近期发现化疗药物能够诱导卵泡募集和卵泡发育，最终会加快卵泡储备的耗尽，这一现象被称为“卵泡储备耗尽”[12]。

化疗后卵巢功能衰竭已被广泛研究。Chiarelli 等[13]的研究表明，与仅接受手术治疗的患者相比，20 岁前接受过肿瘤放疗和化疗的女性，其卵巢衰竭的风险增加了 2.58 倍（95%CI 1.14 ~ 5.80）。Mackie 等还报道了接受氯霉素、长春碱、丙卡巴肼和泼尼松治疗的患者中有一半出现卵巢功能衰竭[14]。

化疗后卵巢功能衰竭有多种原因，而每种因素的单一影响很难量化。与每种化疗方案相关的卵巢功能衰竭程度从 0% 到 100% 变化很大，主要取决于：①药物暴露（药物种类、持续给药时间和化疗剂量）；②患者年龄（与治疗前的卵巢功能相关，见相关章节）[7, 10, 11, 14, 15]。下面将详细介绍这些因素。

药物暴露

药物种类

不同的细胞毒性药物会导致不同程度的性腺损伤。表 7.1 总结了几项研究中每一种药物单独应用诱发卵巢衰竭的风险[6, 7, 14-33]。此外，由于恶性肿瘤的治疗方案在不断发展，表 7.1 还显示了不同疾病目前治疗方案对卵巢功能的预估影响。

药物剂量、持续给药时间、治疗方案

对于环磷酰胺等药物，治疗相关的闭经风险通常是剂量依赖性的[10, 11]。然而，评估剂量、持续给药时间和治疗方案引起闭经的风险存在一定的难度，尤其是在使用多种药物的化疗方案时[34-36]。例如，参加“癌症和白血病 B 组（CALGB）试验”的绝经前乳腺癌女性接受了 6 个周期的环磷酰胺和氟尿嘧啶联合不同剂量的多柔比星治疗，51% 的患者出现闭经，但与剂量强度无关[36]。与此同时，在 Venturini 等的研究中，发现在接受环磷酰胺、表柔比星和氟尿嘧啶治疗的乳腺癌患者中闭经发生率为 64%，与剂量强度无关[35]。其他在相同的患者群体中的研究显示，药物剂量、给药时间和治疗方案对卵巢功能的影响结果并不一致[34]。其中，法国辅助研究小组（French Adjuvant Study Group，FASG）在 8 项辅助试验中回顾性评估了蒽环类药物剂量和持续给药时间对接受含表柔比星化疗方案女性患者的影响，结果显示药物剂量和持续给药时间对女性闭经的发生存

表 7.1　单一化疗药物及常见肿瘤现有治疗方案导致卵巢衰竭的风险评估

低风险（<20%）	中等风险（20%～80%）	高风险（>80%）
单药		
长春新碱	顺铂	环磷酰胺
甲氨蝶呤	卡铂	异环磷酰胺
放线菌素 D	阿霉素	二甲磺酸丁酯
博来霉素		美法仑
硫唑嘌呤		甲基苄肼
长春碱		苯丁酸氮芥
5- 氟尿嘧啶		氮芥
常见肿瘤的现行治疗方案		
急性淋巴细胞白血病	急性髓性白血病（难以量化）	以骨髓移植为目的的化疗
肾母细胞瘤	肝母细胞瘤	霍奇金淋巴瘤：烷化剂治疗
Ⅰ期软组织肉瘤	骨肉瘤	Ⅳ期软组织肉瘤（转移性）
生殖细胞肿瘤（性腺保护、无放疗）	无转移的尤因肉瘤	转移性尤因肉瘤
视网膜母细胞瘤	Ⅱ～Ⅲ期的软组织肉瘤	乳腺癌，6 个周期的 CMF、FEC、FAC 方案（年龄>39 岁）
乳腺癌，6 个周期的 FEC、FAC 方案（年龄<30 岁）	神经母细胞瘤	
乳腺癌，AC 方案（年龄 30～39 岁）	非霍奇金淋巴瘤	
	霍奇金淋巴瘤：交替方案	
	脑肿瘤：全中枢神经系统放射治疗、>24 Gy 的颅脑照射	
	乳腺癌：6 个周期的 CMF、FEC、FAC 方案（年龄 30～39 岁）	
	AC 方案（年龄>39 岁）	

紫杉烷类药物：未知风险[11, 97, 98]。有关紫杉烷类与其他药物对生育力的综合影响的数据在“曲妥珠单抗和其他抗 HER2 治疗”部分中阐述（APT 试验中与曲妥珠单抗联合[69]）

AC，多柔比星（阿霉素）+ 环磷酰胺；CMF，环磷酰胺 + 甲氨蝶呤 + 氟尿嘧啶；FAC，氟尿嘧啶 + 多柔比星（阿霉素）+ 环磷酰胺；FEC，氟尿嘧啶 + 表柔比星 + 环磷酰胺

修改自［6, 7, 10, 14-32, 99］

在统计学差异[37]。评估的方案包括 3～6 个周期的环磷酰胺、表柔比星和氟尿嘧啶联用方案，其中包括表柔比星的用药剂量逐步递增（50 mg/m^2、75 mg/m^2 或 100 mg/m^2）方案或 6 个周期的表柔比星 50 mg/m^2 联合长春瑞滨方案。接受表柔比星累积剂量小于 300 mg/m^2、300～450 mg/m^2 和大于 450 mg/m^2 的女性分别有 52%、58% 和 69% 出现闭经。从持续给药时间上看，接受 4～6 个周期化疗治疗的女性中有 60% 出现闭经，而在接受 1～3 个周期化疗的女性中这一比例为 49%[37]。其他研究也表明，与常规剂量方案相比，接受强化剂量或大剂量方案治疗的患者，其闭经发生率更高[34, 38, 39]。

年龄

年轻患者的卵母细胞数量较多，因此性腺损伤比年长患者表现更轻微，因为即使卵泡数量减少至很少，卵巢仍然可以维持正常的排卵周期[8, 9]。

在接受如环磷酰胺、甲氨蝶呤和氟尿嘧啶（CMF）等以烷化剂为基础的化疗方案的女性中，40 岁以下女性卵巢功能障碍的平均发生率为 40%，40 岁以上女性中约为 80%。卵巢功能衰竭的平均时间在年轻患者中为 6～16 个月，年长患者中为 2～4 个月[7, 10, 11]。

关于全身治疗和年龄对生育力综合影响的数据来自 Goodwin 等的工作，他们通过对接受不同辅助治疗的 183 名患者的研究得出了闭经风险的预测因子[33]。研究对象中，大多数女性接受了辅助化疗［45.4% 为 CMF 方案，13.7% 为环磷酰胺、表柔比星和氟尿嘧啶（CEF）方案］。在该研究中，年龄是提前绝经的重要的预测因子之一。尽管在 35 岁之前，治疗组患者的绝经风险较低，但在该年龄之后，接受化疗和未接受化疗患者之间的风险有明显差别；在 35 岁以上的女性中，接受化疗者的 95%CI 与未接受化疗者的 95%CI 不重叠[33]。

化疗极有可能导致月经不调和闭经，即便在治疗完成后也可能会持续很长时间。但许多患者仍可能恢复到化疗前的月经来潮模式[15, 40, 41]。特别是，年轻患者更容易从化疗期间的高促性腺激素状态在化疗结束后逆转为正常促性腺激素状态[23, 25, 42, 43]，尽管她们在生育年龄后期发生提前绝经的风险仍然增加[44, 45]。

内分泌治疗对生育力的影响

在 40 岁以下的早期乳腺癌患者中，65% ~ 70% 为激素受体阳性[46]。在激素受体阳性乳腺癌患者中，5 年的辅助内分泌治疗可将复发率降低 50%，死亡率降低 1/3[47, 48]。因此，大部分年轻的乳腺癌患者会接受持续 5 ~ 10 年的内分泌治疗，如他莫昔芬（一种非甾体、选择性雌激素受体调节剂）单药或联合促黄体生成素释放激素激动剂，或芳香化酶抑制剂联合促黄体生成素释放激素激动剂。

他莫昔芬

使用他莫昔芬将导致药物相关性卵巢功能受损，直接对生育力产生负面影响，此外，该药物可增加年龄增长所带来的卵巢储备功能减退的风险。的确，其潜在致畸性使患者将备孕时间推迟到辅助内分泌治疗完成之后，而内分泌治疗的时间可长达 10 年。当绝经前妇女在他莫昔芬治疗期间恢复月经时，月经周期通常不规律。有证据表明，他莫昔芬对卵巢功能的影响是可逆的，这可能与他莫昔芬诱导的血浆雌二醇浓度增加有关，从而打破下丘脑 - 卵巢的反馈平衡[49]。

许多研究表明，无论采用何种化疗方案，在辅助或新辅助化疗后给予他莫昔芬是降低月经复潮概率、延长闭经时间的独立影响因子[33, 50-52]。一项大型荟萃分析纳入了 75 项评估化疗诱发闭经风险的研究，其结果显示在化疗后使用他莫昔芬发生闭经的风险增加 2 倍[53]。然而，目前尚不清楚他莫昔芬单独给药（而不是作为化疗 - 内分泌序贯治疗的一部分）时对卵巢排卵功能的直接影响。

在 Goodwin 等[33]关于化疗联合内分泌治疗对闭经影响的研究中，超过 25%（47 人）的女性接受了他莫昔芬辅助治疗；其中，25 人（53.2%）接受了化疗联合他莫昔芬治疗。无论是否联用他莫昔芬，使用 CMF 或 CEF 化疗方案，都可将 40 岁女性患者的闭经风险从不到 5% 上升到 40% 以上。在仅使用他莫昔芬治疗的患者中，13.6% 的患者提前进入绝经期；多因素分析结果显示，内分泌治疗与闭经的发生存在着显著且独立的相关性。在化疗（CMF 或 CEF）后使用他莫昔芬，闭经的风险有小幅度增加，但差异具有统计学意义[33]。

近期一项回顾性研究表明，与未使用他莫昔芬的乳腺癌患者相比，使用他莫昔芬的患者在肿瘤诊断后生育的可能性较小，但这种差异可能与卵巢功能下降无关。事实上，使用他莫昔芬的患者中，抗米勒管激素的平均水平高于未使用患者，而且这部分人群窦卵泡计数也更高。据此推测，使用他莫昔芬的患者，生育率降低与其生育时间缩短有关[54]。

最后，有研究发现对生育力降低的顾虑是年轻乳腺癌患者不使用或停用他莫昔芬的常见原因之一[55]。因此，有必要与有生育意愿的乳腺癌患者深入讨论他莫昔芬使用相关的生育力问题和推迟备孕的必要性。一些研究显示，患者可能会考虑在有备孕计划时暂时中断他莫昔芬治疗，并在生育完成后恢复此前被中断的治疗[56-58]。这种选择的安全性目前正在前瞻性研究中进行探讨[59]。

芳香化酶抑制剂

关于芳香化酶抑制剂对生育力影响的数据很少。最近，对卵巢功能抑制试验（Suppressing Ovarian Function Trial，SOFT）以及他莫昔芬和依西美坦试验（Tamoxifen and Exemestane Trial，TEXT）的综合分析结果表明，芳香化酶抑制剂联合卵巢功能抑制是激素受体阳性绝经前乳腺癌患者的有效治疗选择[60]。但是，与单独使用他莫昔芬相比，这种治疗方式存在更多的内分泌和性功能相关不良反应，尤其是在治疗的前 2 年，而该治疗方式对生育力的远期影响尚不明确[61]。

卵巢功能抑制

现在有大量数据证明，辅助化疗期间暂时性的卵巢功能抑制可以保护卵巢功能，既可以降低卵巢早衰的发生率，也可以增加妊娠率[62-64]。根据这些数据，目前指南推荐在乳腺癌患者中，为保护生育力和卵巢功能可以暂时性抑制卵巢功能[65]。使用短期卵巢抑制作为生育力保护的方法将在本书其他部分进行讨论。

近期，SOFT 和 TEXT 两项大型试验公布了在他莫昔芬或依西美坦中增加用长疗程的卵巢功能抑制的最新结果，其试验群体包括激素受体阳性的绝经前早期乳腺癌患者。结果显示，卵巢功能抑制和他莫昔芬联合治疗的患者，其无病生存率和总生存率显著高于他莫昔芬单药治疗者，与单用他莫昔芬组相比，依西美坦和卵巢功能抑制联合治疗组的无病生存率甚至更高。无论是否接受化疗，其结论都一致；但在先前化疗后仍未绝经的患者群体中，尽管这些患者的临床病理学特征显示预后更差，但联合治疗的绝对获益更大[60]。基于这些结果，指南现在推荐对于高复发风险的年轻女性患者，建议考虑在他莫昔芬或芳香化酶抑制剂的基础上添加卵巢功能抑制治疗。目前仍然缺乏关于长期卵巢功能抑制治疗对有备孕或家庭组建计划的女性患者生育力影响的数据。

其他靶向治疗对生育力的影响

过去的几十年里，全身治疗逐渐被一些靶向治疗所替代。目前对于这些药物中的大多数对生育力影响的研究数据还很少。下面对目前年轻女性肿瘤患者治疗中所使用的一些靶向药物对生育力影响的研究进行了文献回顾。

曲妥珠单抗和其他抗 HER2 治疗

40 岁以下乳腺癌患者中约 20% 是人表皮生长因子受体 2（HER2）阳性[46]。几项临床试验表明，在 HER2 阳性乳腺癌患者中，在（新）辅助化疗基础上增加 1 年的曲妥珠单抗治疗（一种针对 HER2 的重组人源化单克隆抗体），可明显提高患者的无病生存率（风险比 HR=0.60，95%CI 0.50～0.71）和总生存率（HR=0.66，95%CI 0.57～0.77）[66-68]。

很少有研究评估曲妥珠单抗对生育力的影响。一项对 431 名接受以蒽环类和紫杉烷类化疗为基础 +/- 曲妥珠单抗治疗的绝经前患者进行的回顾性分析显示，55% 的患者在治疗 3 年时仍处于闭经状态；然而，添加曲妥珠单抗并不影响月经恢复的可能性。使用紫杉醇和曲妥珠单抗但不含烷化剂或蒽环类药物治疗的患者在 1 年内的闭经率显著降低。在 APT 试验（紫杉醇联合曲妥珠单抗辅助治疗研究）中对绝经前患者进行的一项回顾性分析表明，只有 28% 的患者在治疗 1 年时仍持续闭经，这提示紫杉醇和曲妥珠单抗对生育力的影响有限。作者认为，对于有生育意愿的绝经前 HER2（+）且病灶 ＜3 cm 的乳腺癌患者，APT 试验中采用的治疗方案是一种有效的选择[69]。

此外，帕妥珠单抗是另外一种抗 HER2 药物，已在新辅助和辅助治疗Ⅱ期和Ⅲ期临床试验中进行了研究，并且已在一些国家获得批准[70, 71]。尚未在动物中进行具体研究来评估帕妥珠单抗对生育力的影响。然而，在重复给药毒性研究的动物实验中未发现帕妥珠单抗对生殖器官有不良影响[72, 73]。最后，来那替尼是一种在细胞水平不可逆地抑制 HER1、HER2 和 HER4 的口服小分子药物，在早期乳腺癌患者的治疗中展现出良好的结果。与安慰剂相比，来那替尼延长了已接受 1 年曲妥珠单抗治疗患者的无病生存期[74]。在动物研究中，来那替尼并不降低动物的繁殖能力[75]。未来，随着随访时间的增加，将会有更多研究更好地阐明这些新型 HER2 靶向药物对生育能力的影响。

利妥昔单抗

利妥昔单抗是一种针对 CD20 抗原的单克隆抗体，被批准与氟达拉滨和环磷酰胺或苯丁酸氮芥联合治疗慢性淋巴细胞白血病以及其他血液系统恶性肿瘤[76, 77]。在化疗基础上使用利妥昔单抗不会增加卵巢功能受损的风险，尤其是在 40 岁以下的女性中[78]。

BRAF 抑制剂和 MEK 抑制剂

大约 50% 的黑色素瘤存在激活的 *BRAF* 突变。*BRAF* 是 RAF 激酶家族的成员，通过 ERK/MAP 激酶途径，参与调节细胞增殖、分化和存活[79]。美国 FDA 最近批准了达拉非尼（dabrafenib，BRAF 抑制剂）和曲美替尼（MEK 抑制剂）联合用于 *BRAF* 阳性的Ⅲ期黑色素瘤患者的辅助治疗[80]。与安慰剂相比，这种联合治疗使 *BRAF* 突变的Ⅲ期黑色素瘤患者死亡风险降低 53%；然而人们对于这两种药物对年轻女性患者生育能力的影响却知之甚少。因此，在治疗开始前，应与有治疗指征并有生育意愿的患者讨论其可选择的生育力保存的方式[81]。

免疫检查点抑制剂（CTLA-4 抑制剂、PD-1/PD-L1 抑制剂）

免疫检查点抑制剂的发展正在极大地改变多种恶性肿瘤的自然病程。伊匹木单抗（ipilimumab）是一种结合细胞毒性 T 淋巴细胞相关蛋白 4（CTLA-4）并阻止 CTLA-4 与其配体相互作用的单克隆抗体。在一项Ⅲ期临床试验中，伊匹木单抗显著提高了Ⅲ期黑色素瘤患者在手术完全切除后的总生存率，因此 FDA 批准其用于黑色素瘤的辅助治疗[82]。近期的研究发现，程序性死亡受体 1（PD-1）抑制剂帕博丽珠单抗

（pembrolizumab）可延长手术切除后的高危Ⅲ期黑色素瘤[83]以及其他几种恶性肿瘤（包括晚期非小细胞肺癌[84]、肾细胞癌[85]）患者的总生存期。免疫检查点抑制剂对生育能力的影响仍不清楚。这些药物似乎对卵巢功能没有直接影响。在动物研究中，伊匹木单抗的暴露与卵巢的组织病理学变化相关。免疫检查点抑制剂会增加垂体炎的发生风险，最终可能导致促性腺激素的分泌减少。

Bcr-Abl 抑制剂

甲磺酸伊马替尼是第一个获批用于治疗慢性粒细胞性白血病（CML）和胃肠道间质瘤的 Bcr-Abl、c-Kit 和血小板衍生生长因子受体（PDGFR）抑制剂[86]。近期另外两种更有效的 Bcr-Abl 抑制剂已被批准用于 CML 患者：尼罗替尼和达沙替尼[87, 88]。关于这些酪氨酸激酶抑制剂对女性生育能力的影响目前尚不清楚。在女性中，c-Kit 和 PDGF 均由早期卵泡表达，并在卵泡发育中发挥关键作用。临床前数据显示，人类卵巢皮质组织暴露于抗 c-Kit 抗体显著增加了卵泡闭锁的发生率[89, 90]。然而，在小鼠模型上进行的一项研究表明，持续 2 个月使用治疗剂量的伊马替尼并不会影响卵泡发育[91]。此外，在接受伊马替尼治疗的女性患者中，也有一些成功受孕的报道。

贝伐珠单抗

贝伐珠单抗（bevacizumab）是一种人源化抗血管内皮生长因子（VEGF）的单克隆抗体，被批准与化疗联合用于治疗许多晚期实体瘤，包括卵巢癌和宫颈癌[92, 93]。在动物模型中，贝伐珠单抗长期给药可减少卵泡成熟和月经周期次数[94]。在接受辅助化疗联合贝伐珠单抗治疗的Ⅱ期和Ⅲ期结直肠癌的绝经前妇女中，也观察到贝伐珠单抗对卵巢功能的不利影响。在Ⅲ期 NSABP C-08 试验中，卵巢功能衰竭的发生率（定义为停经 ≥ 3 个月且血清促卵泡生成素水平 ≥ 30 mIU/ml）在接受和未接受贝伐珠单抗治疗的女性患者中分别为 34% 和 2.6%，并且只有 22% 的患者在停止治疗后恢复卵巢功能[95]。

奥拉帕利

奥拉帕利是一种口服 PARP 抑制剂，被批准用于治疗生殖细胞来源的 BRCA 突变的晚期卵巢癌患者。奥拉帕利似乎不会导致不孕。但是，在最后一次给药后至少 6 个月内，应避免妊娠，因为在临床实践使用的较低剂量的奥拉帕利在大鼠中表现出严重的致畸和胚胎毒性作用[96]。在奥拉帕利治疗期间，应告知女性严格避孕和其所带来的生育风险。

（Antonio Di Meglio, Ines Vaz-Luis, Barbara Pistilli）

参考文献

1. Mills M, Rindfuss RR, McDonald P, te Velde E. ESHRE Reproduction and Society Task Force. Why do people postpone parenthood? Reasons and social policy incentives. Hum Reprod Update. 2011;17(6):848–60.
2. Trivers KF, Fink AK, Partridge AH, Oktay K, Ginsburg ES, Li C, et al. Estimates of young breast cancer survivors at risk for infertility in the U.S. Oncologist. 2014;19(8):814–22.
3. Jemal A, Siegel R, Ward E, Hao Y, Xu J, Thun MJ. Cancer statistics, 2009. CA Cancer J Clin. 2009;59(4):225–49.
4. Bray F, Ferlay J, Soerjomataram I, Siegel RL, Torre LA, Jemal A. Global cancer statistics 2018: GLOBOCAN estimates of incidence and mortality worldwide for 36 cancers in 185 countries. CA Cancer J Clin. 2018;68(6):394–424.
5. Green DM. Late effects of treatment for cancer during childhood and adolescence. Curr Probl Cancer. 2003;27(3):127–42.
6. Sonmezer M, Oktay K. Fertility preservation in female patients. Hum Reprod Update. 2004;10(3):251–66.
7. Bines J, Oleske DM, Cobleigh MA. Ovarian function in premenopausal women treated with adjuvant chemotherapy for breast cancer. J Clin Oncol Off J Am Soc Clin Oncol. 1996;14(5):1718–29.
8. Whitehead E, Shalet SM, Blackledge G, Todd I, Crowther D, Beardwell CG. The effect of combination chemotherapy on ovarian function in women treated for Hodgkin's disease. Cancer. 1983;52(6):988–93.
9. Familiari G, Caggiati A, Nottola SA, Ermini M, Di Benedetto MR, Motta PM. Ultrastructure of human ovarian primordial follicles after combination chemotherapy for Hodgkin's disease. Hum Reprod Oxf Engl. 1993;8(12):2080–7.
10. Wallace WHB, Anderson RA, Irvine DS. Fertility preservation for young patients with cancer: who is at risk and what can be offered? Lancet Oncol. 2005;6(4):209–18.
11. Walshe JM, Denduluri N, Swain SM. Amenorrhea in premenopausal women after adjuvant chemotherapy for breast cancer. J Clin Oncol Off J Am Soc Clin Oncol. 2006;24(36):5769–79.
12. Roness H, Gavish Z, Cohen Y, Meirow D. Ovarian follicle burnout: a universal phenomenon? Cell Cycle Georget Tex. 2013;12(20):3245–6.
13. Chiarelli AM, Marrett LD, Darlington G. Early menopause and infertility in females after treatment for childhood cancer diagnosed in 1964–1988 in Ontario, Canada. Am J Epidemiol. 1999;150(3):245–54.
14. Mackie EJ, Radford M, Shalet SM. Gonadal function following chemotherapy for childhood Hodgkin's disease. Med Pediatr Oncol. 1996;27(2):74–8.
15. Wallace WH, Shalet SM, Crowne EC, Morris-Jones PH, Gattamaneni HR, Price DA. Gonadal dysfunction due to cis-platinum. Med Pediatr Oncol. 1989;17(5):409–13.

16. Warne GL, Fairley KF, Hobbs JB, Martin FI. Cyclophosphamide-induced ovarian failure. N Engl J Med. 1973;289(22):1159–62.
17. Koyama H, Wada T, Nishizawa Y, Iwanaga T, Aoki Y. Cyclophosphamide-induced ovarian failure and its therapeutic significance in patients with breast cancer. Cancer. 1977;39(4):1403–9.
18. Fisher B, Sherman B, Rockette H, Redmond C, Margolese R, Fisher ER. 1-phenylalanine mustard (L-PAM) in the management of premenopausal patients with primary breast cancer: lack of association of disease-free survival with depression of ovarian function. National Surgical Adjuvant Project for Breast and Bowel Cancers. Cancer. 1979;44(3):847–57.
19. Viviani S, Santoro A, Ragni G, Bonfante V, Bestetti O, Bonadonna G. Gonadal toxicity after combination chemotherapy for Hodgkin's disease. Comparative results of MOPP vs ABVD. Eur J Cancer Clin Oncol. 1985;21(5):601–5.
20. Teinturier C, Hartmann O, Valteau-Couanet D, Benhamou E, Bougneres PF. Ovarian function after autologous bone marrow transplantation in childhood: high-dose busulfan is a major cause of ovarian failure. Bone Marrow Transplant. 1998;22(10):989–94.
21. Legault L, Bonny Y. Endocrine complications of bone marrow transplantation in children. Pediatr Transplant. 1999;3(1):60–6.
22. Meirow D, Lewis H, Nugent D, Epstein M. Subclinical depletion of primordial follicular reserve in mice treated with cyclophosphamide: clinical importance and proposed accurate investigative tool. Hum Reprod Oxf Engl. 1999;14(7):1903–7.
23. Blumenfeld Z, Shapiro D, Shteinberg M, Avivi I, Nahir M. Preservation of fertility and ovarian function and minimizing gonadotoxicity in young women with systemic lupus erythematosus treated by chemotherapy. Lupus. 2000;9(6):401–5.
24. Kenney LB, Laufer MR, Grant FD, Grier H, Diller L. High risk of infertility and long term gonadal damage in males treated with high dose cyclophosphamide for sarcoma during childhood. Cancer. 2001;91(3):613–21.
25. Tauchmanovà L, Selleri C, Rosa GD, Pagano L, Orio F, Lombardi G, et al. High prevalence of endocrine dysfunction in long-term survivors after allogeneic bone marrow transplantation for hematologic diseases. Cancer. 2002;95(5):1076–84.
26. Hortobagyi GN, Buzdar AU, Marcus CE, Smith TL. Immediate and long-term toxicity of adjuvant chemotherapy regimens containing doxorubicin in trials at M.D. Anderson Hospital and Tumor Institute. NCI Monogr Publ Natl Cancer Inst. 1986;(1):105–9.
27. Maneschi F, Benedetti-Panici P, Scambia G, Salerno MG, D'Agostino G, Mancuso S. Menstrual and hormone patterns in women treated with high-dose cisplatin and bleomycin. Gynecol Oncol. 1994;54(3):345–8.
28. Tangir J, Zelterman D, Ma W, Schwartz PE. Reproductive function after conservative surgery and chemotherapy for malignant germ cell tumors of the ovary. Obstet Gynecol. 2003;101(2):251–7.
29. Van Thiel DH, Ross GT, Lipsett MB. Pregnancies after chemotherapy of trophoblastic neoplasms. Science. 1970;169(3952):1326–7.
30. Shamberger RC, Sherins RJ, Ziegler JL, Glatstein E, Rosenberg SA. Effects of postoperative adjuvant chemotherapy and radiotherapy on ovarian function in women undergoing treatment for soft tissue sarcoma. J Natl Cancer Inst. 1981;67(6):1213–8.
31. Stillman RJ, Schinfeld JS, Schiff I, Gelber RD, Greenberger J, Larson M, et al. Ovarian failure in long-term survivors of childhood malignancy. Am J Obstet Gynecol. 1981;139(1):62–6.
32. Sudman PD, Rutledge JC, Bishop JB, Generoso WM. Bleomycin: female-specific dominant lethal effects in mice. Mutat Res. 1992;296(1–2):143–56.
33. Goodwin PJ, Ennis M, Pritchard KI, Trudeau M, Hood N. Risk of menopause during the first year after breast cancer diagnosis. J Clin Oncol Off J Am Soc Clin Oncol. 1999;17(8):2365–70.
34. International Breast Cancer Study Group, Basser RL, O'Neill A, Martinelli G, Green MD, Peccatori F, et al. Multicycle dose-intensive chemotherapy for women with high-risk primary

breast cancer: results of International Breast Cancer Study Group Trial 15-95. J Clin Oncol Off J Am Soc Clin Oncol. 2006;24(3):370–8.
35. Venturini M, Del Mastro L, Aitini E, Baldini E, Caroti C, Contu A, et al. Dose-dense adjuvant chemotherapy in early breast cancer patients: results from a randomized trial. J Natl Cancer Inst. 2005;97(23):1724–33.
36. Budman DR, Berry DA, Cirrincione CT, Henderson IC, Wood WC, Weiss RB, et al. Dose and dose intensity as determinants of outcome in the adjuvant treatment of breast cancer. The Cancer and Leukemia Group B. J Natl Cancer Inst. 1998;90(16):1205–11.
37. Borde F, Chapelle-Marcillac I, Fumoleau P, Hery M, Bonneterre J, Kerbrat P, Namer M, Fargeot P, Roche H. Role of chemo-induced amenorrhea in premenopausal, node-positive, operable breast cancer patients: 9-year follow-up results of French Adjuvant Study Group (FASG) data base. Breast Cancer Res Treat. 2003;82:138.
38. Nitz UA, Mohrmann S, Fischer J, Lindemann W, Berdel WE, Jackisch C, et al. Comparison of rapidly cycled tandem high-dose chemotherapy plus peripheral-blood stem-cell support versus dose-dense conventional chemotherapy for adjuvant treatment of high-risk breast cancer: results of a multicentre phase III trial. Lancet Lond Engl. 2005;366(9501):1935–44.
39. Rodenhuis S, Bontenbal M, Beex LVAM, Wagstaff J, Richel DJ, Nooij MA, et al. High-dose chemotherapy with hematopoietic stem-cell rescue for high-risk breast cancer. N Engl J Med. 2003;349(1):7–16.
40. Brewer M, Gershenson DM, Herzog CE, Mitchell MF, Silva EG, Wharton JT. Outcome and reproductive function after chemotherapy for ovarian dysgerminoma. J Clin Oncol Off J Am Soc Clin Oncol. 1999;17(9):2670–5.
41. Low JJ, Perrin LC, Crandon AJ, Hacker NF. Conservative surgery to preserve ovarian function in patients with malignant ovarian germ cell tumors. A review of 74 cases. Cancer. 2000;89(2):391–8.
42. Zanetta G, Bonazzi C, Cantù M, Binidagger S, Locatelli A, Bratina G, et al. Survival and reproductive function after treatment of malignant germ cell ovarian tumors. J Clin Oncol Off J Am Soc Clin Oncol. 2001;19(4):1015–20.
43. Wikström AM, Hovi L, Dunkel L, Saarinen-Pihkala UM. Restoration of ovarian function after chemotherapy for osteosarcoma. Arch Dis Child. 2003;88(5):428–31.
44. Byrne J, Fears TR, Gail MH, Pee D, Connelly RR, Austin DF, et al. Early menopause in long-term survivors of cancer during adolescence. Am J Obstet Gynecol. 1992;166(3):788–93.
45. Larsen EC, Müller J, Rechnitzer C, Schmiegelow K, Andersen AN. Diminished ovarian reserve in female childhood cancer survivors with regular menstrual cycles and basal FSH <10 IU/l. Hum Reprod Oxf Engl. 2003;18(2):417–22.
46. Sabiani L, Houvenaeghel G, Heinemann M, Reyal F, Classe JM, Cohen M, et al. Breast cancer in young women: pathologic features and molecular phenotype. Breast Edinb Scotl. 2016;29:109–16.
47. Pan H, Gray R, Braybrooke J, Davies C, Taylor C, McGale P, et al. 20-Year risks of breast-cancer recurrence after stopping endocrine therapy at 5 years. N Engl J Med. 2017;377(19):1836–46.
48. Early Breast Cancer Trialists' Collaborative Group (EBCTCG), Davies C, Godwin J, Gray R, Clarke M, Cutter D, et al. Relevance of breast cancer hormone receptors and other factors to the efficacy of adjuvant tamoxifen: patient-level meta-analysis of randomised trials. Lancet Lond Engl. 2011;378(9793):771–84.
49. Jordan VC, Lieberman ME, Cormier E, Koch R, Bagley JR, Ruenitz PC. Structural requirements for the pharmacological activity of nonsteroidal antiestrogens in vitro. Mol Pharmacol. 1984;26(2):272–8.
50. Petrek JA, Naughton MJ, Case LD, Paskett ED, Naftalis EZ, Singletary SE, et al. Incidence, time course, and determinants of menstrual bleeding after breast cancer treatment: a prospective study. J Clin Oncol Off J Am Soc Clin Oncol. 2006;24(7):1045–51.

51. Pistilli B, Mazouni C, Zingarello A, Faron M, Saghatchian M, Grynberg M, et al. Individualized prediction of menses recovery after chemotherapy for early-stage breast cancer: a nomogram developed from UNICANCER PACS04 and PACS05 trials. Clin Breast Cancer. 2019;19(1):63–70.
52. Lee S, Kil WJ, Chun M, Jung Y-S, Kang SY, Kang S-H, et al. Chemotherapy-related amenorrhea in premenopausal women with breast cancer. Menopause N Y N. 2009;16(1):98–103.
53. Zavos A, Valachis A. Risk of chemotherapy-induced amenorrhea in patients with breast cancer: a systematic review and meta-analysis. Acta Oncol Stockh Swed. 2016;55(6):664–70.
54. Shandley LM, Spencer JB, Fothergill A, Mertens AC, Manatunga A, Paplomata E, et al. Impact of tamoxifen therapy on fertility in breast cancer survivors. Fertil Steril. 2017;107(1):243–252.e5.
55. Llarena NC, Estevez SL, Tucker SL, Jeruss JS. Impact of fertility concerns on tamoxifen initiation and persistence. J Natl Cancer Inst. 2015;107(10)
56. Gradishar WJ, Hellmund R. A rationale for the reinitiation of adjuvant tamoxifen therapy in women receiving fewer than 5 years of therapy. Clin Breast Cancer. 2002;2(4):282–6.
57. Delozier T, Switsers O, Génot JY, Ollivier JM, Héry M, Namer M, et al. Delayed adjuvant tamoxifen: ten-year results of a collaborative randomized controlled trial in early breast cancer (TAM-02 trial). Ann Oncol Off J Eur Soc Med Oncol. 2000;11(5):515–9.
58. Love RR. Adjuvant endocrine therapy for premenopausal breast cancer. N Engl J Med. 2018;379(17):1683.
59. http://www.ibcsg.org/Public/Health_Professionals/Open_Trials/ibcsg_48-14_positive/Pages/IBCSG48-14POSITIVE.aspx.
60. Francis PA, Pagani O, Fleming GF, Walley BA, Colleoni M, Láng I, et al. Tailoring adjuvant endocrine therapy for premenopausal breast cancer. N Engl J Med. 2018;379(2):122–37.
61. Ribi K, Luo W, Bernhard J, Francis PA, Burstein HJ, Ciruelos E, et al. Adjuvant tamoxifen plus ovarian function suppression versus tamoxifen alone in premenopausal women with early breast cancer: patient-reported outcomes in the suppression of ovarian function trial. J Clin Oncol Off J Am Soc Clin Oncol. 2016;34(14):1601–10.
62. Moore HCF, Unger JM, Phillips K-A, Boyle F, Hitre E, Porter D, et al. Goserelin for ovarian protection during breast-cancer adjuvant chemotherapy. N Engl J Med. 2015;372(10):923–32.
63. Lambertini M, Peccatori FA, Azim HA. Targeted agents for cancer treatment during pregnancy. Cancer Treat Rev. 2015;41(4):301–9.
64. Lambertini M, Moore HCF, Leonard RCF, Loibl S, Munster P, Bruzzone M, et al. Gonadotropin-releasing hormone agonists during chemotherapy for preservation of ovarian function and fertility in premenopausal patients with early breast cancer: a systematic review and meta-analysis of individual patient-level data. J Clin Oncol Off J Am Soc Clin Oncol. 2018;36(19):1981–90.
65. Coates AS, Winer EP, Goldhirsch A, Gelber RD, Gnant M, Piccart-Gebhart M, et al. Tailoring therapies: improving the management of early breast cancer: St Gallen International Expert Consensus on the Primary Therapy of Early Breast Cancer 2015. Ann Oncol Off J Eur Soc Med Oncol. 2015;26(8):1533–46.
66. Piccart-Gebhart MJ, Procter M, Leyland-Jones B, Goldhirsch A, Untch M, Smith I, et al. Trastuzumab after adjuvant chemotherapy in HER2-positive breast cancer. N Engl J Med. 2005;353(16):1659–72.
67. Romond EH, Perez EA, Bryant J, Suman VJ, Geyer CE, Davidson NE, et al. Trastuzumab plus adjuvant chemotherapy for operable HER2-positive breast cancer. N Engl J Med. 2005;353(16):1673–84.
68. Slamon D, Eiermann W, Robert N, Pienkowski T, Martin M, Press M, et al. Adjuvant trastuzumab in HER2-positive breast cancer. N Engl J Med. 2011;365(14):1273–83.

69. Ruddy KJ, Guo H, Barry W, Dang CT, Yardley DA, Moy B, et al. Chemotherapy-related amenorrhea after adjuvant paclitaxel-trastuzumab (APT trial). Breast Cancer Res Treat. 2015;151(3):589–96.
70. Gianni L, Pienkowski T, Im Y-H, Tseng L-M, Liu M-C, Lluch A, et al. 5-year analysis of neoadjuvant pertuzumab and trastuzumab in patients with locally advanced, inflammatory, or early-stage HER2-positive breast cancer (NeoSphere): a multicentre, open-label, phase 2 randomised trial. Lancet Oncol. 2016;17(6):791–800.
71. von Minckwitz G, Procter M, de Azambuja E, Zardavas D, Benyunes M, Viale G, et al. Adjuvant pertuzumab and trastuzumab in early HER2-positive breast cancer. N Engl J Med. 2017;377(2):122–31.
72. https://www.accessdata.fda.gov/drugsatfda_docs/label/2017/125409s113s118lbl.pdf.
73. Hoffmann-La Roche Limited. PERJETA® product monograph. Mississauga, Ontario; 12 April 2013. http://www.rochecanada.com/content/dam/roche_canada/en_CA/documents/Research/ClinicalTrialsForms/Products/ConsumerInformation/MonographsandPublicAdvisories/Perjeta/Perjeta_PM_E.pdf.
74. Chan A, Delaloge S, Holmes FA, Moy B, Iwata H, Harvey VJ, et al. Neratinib after trastuzumab-based adjuvant therapy in patients with HER2-positive breast cancer (ExteNET): a multicentre, randomised, double-blind, placebo-controlled, phase 3 trial. Lancet Oncol. 2016;17(3):367–77.
75. https://www.accessdata.fda.gov/drugsatfda_docs/label/2017/208051s000lbl.pdf.
76. McLaughlin P. Progress and promise in the treatment of indolent lymphomas. Oncologist. 2002;7(3):217–25.
77. Pfreundschuh M, Schubert J, Ziepert M, Schmits R, Mohren M, Lengfelder E, et al. Six versus eight cycles of bi-weekly CHOP-14 with or without rituximab in elderly patients with aggressive CD20+ B-cell lymphomas: a randomised controlled trial (RICOVER-60). Lancet Oncol. 2008;9(2):105–16.
78. Gharwan H, Lai C, Grant C, Dunleavy K, Steinberg SM, Shovlin M, et al. Female fertility following dose-adjusted EPOCH-R chemotherapy in primary mediastinal B-cell lymphomas. Leuk Lymphoma. 2016;57(7):1616–24.
79. Wellbrock C, Arozarena I. The complexity of the ERK/MAP-kinase pathway and the treatment of melanoma skin cancer. Front Cell Dev Biol. 2016;4:33.
80. Long GV, Eroglu Z, Infante J, Patel S, Daud A, Johnson DB, et al. Long-term outcomes in patients with BRAF V600-mutant metastatic melanoma who received dabrafenib combined with trametinib. J Clin Oncol Off J Am Soc Clin Oncol. 2018;36(7):667–73.
81. Walter JR, Xu S, Paller AS, Choi JN, Woodruff TK. Oncofertility considerations in adolescents and young adults given a diagnosis of melanoma: Fertility risk of Food and Drug Administration-approved systemic therapies. J Am Acad Dermatol. 2016;75(3):528–34.
82. Eggermont AMM, Chiarion-Sileni V, Grob J-J, Dummer R, Wolchok JD, Schmidt H, et al. Prolonged survival in stage iii melanoma with ipilimumab adjuvant therapy. N Engl J Med. 2016;375(19):1845–55.
83. Eggermont AMM, Blank CU, Mandala M, Long GV, Atkinson V, Dalle S, et al. Adjuvant pembrolizumab versus placebo in resected stage III melanoma. N Engl J Med. 2018;378(19):1789–801.
84. Reck M, Rodríguez-Abreu D, Robinson AG, Hui R, Csőszi T, Fülöp A, et al. Pembrolizumab versus chemotherapy for PD-L1-positive non-small-cell lung cancer. N Engl J Med. 2016;375(19):1823–33.
85. Rini BI, Plimack ER, Stus V, Gafanov R, Hawkins R, Nosov D, et al. Pembrolizumab plus axitinib versus sunitinib for advanced renal-cell carcinoma. N Engl J Med. 2019;380:1116–27.
86. Kantarjian HM, Cortes J, O'Brien S, Giles FJ, Albitar M, Rios MB, et al. Imatinib mesylate (STI571) therapy for Philadelphia chromosome-positive chronic myelogenous leukemia in

blast phase. Blood. 2002;99(10):3547–53.
87. Hochhaus A, Rosti G, Cross NCP, Steegmann JL, le Coutre P, Ossenkoppele G, et al. Frontline nilotinib in patients with chronic myeloid leukemia in chronic phase: results from the European ENEST1st study. Leukemia. 2016;30(1):57–64.
88. Kantarjian HM, Shah NP, Cortes JE, Baccarani M, Agarwal MB, Undurraga MS, et al. Dasatinib or imatinib in newly diagnosed chronic-phase chronic myeloid leukemia: 2-year follow-up from a randomized phase 3 trial (DASISION). Blood. 2012;119(5):1123–9.
89. Carlsson IB, Laitinen MPE, Scott JE, Louhio H, Velentzis L, Tuuri T, et al. Kit ligand and c-Kit are expressed during early human ovarian follicular development and their interaction is required for the survival of follicles in long-term culture. Reprod Camb Engl. 2006;131(4):641–9.
90. Nilsson EE, Detzel C, Skinner MK. Platelet-derived growth factor modulates the primordial to primary follicle transition. Reprod Camb Engl. 2006;131(6):1007–15.
91. Schultheis B, Nijmeijer BA, Yin H, Gosden RG, Melo JV. Imatinib mesylate at therapeutic doses has no impact on folliculogenesis or spermatogenesis in a leukaemic mouse model. Leuk Res. 2012;36(3):271–4.
92. Burger RA, Brady MF, Bookman MA, Fleming GF, Monk BJ, Huang H, et al. Incorporation of bevacizumab in the primary treatment of ovarian cancer. N Engl J Med. 2011;365(26):2473–83.
93. Tewari KS, Sill MW, Long HJ, Penson RT, Huang H, Ramondetta LM, et al. Improved survival with bevacizumab in advanced cervical cancer. N Engl J Med. 2014;370(8):734–43.
94. https://www.ema.europa.eu/documents/scientific-discussion/avastin-epar-scientific-discussion_en.pdf.
95. Allegra CJ, Yothers G, O'Connell MJ, Sharif S, Petrelli NJ, Colangelo LH, et al. Phase III trial assessing bevacizumab in stages II and III carcinoma of the colon: results of NSABP protocol C-08. J Clin Oncol Off J Am Soc Clin Oncol. 2011;29(1):11–6.
96. https://www.accessdata.fda.gov/drugsatfda_docs/label/2018/208558s001lbl.pdf.
97. Martin M, Pienkowski T, Mackey J, Pawlicki M, Guastalla J-P, Weaver C, et al. Adjuvant docetaxel for node-positive breast cancer. N Engl J Med. 2005;352(22):2302–13.
98. Davis AL, Klitus M, Mintzer DM. Chemotherapy-induced amenorrhea from adjuvant breast cancer treatment: the effect of the addition of taxanes. Clin Breast Cancer. 2005;6(5):421–4.
99. Association Francophone pour les Soins Oncologiques de Support (AFSOS). www.afsos.org.

第8章 临床实践中的生育力咨询：原因、时机和方式

肿瘤患者的生存率与生育力

在美国，每年新增大约 900 000 例女性肿瘤病例[1]。由于早期诊断和治疗方法的进步，2003 年至 2009 年 45 岁以下女性肿瘤患者的 5 年生存率为 83%[2]。此外，美国国家癌症研究所报告称，目前美国有 880 万女性有肿瘤疾病史，其中 48 000 名幸存者是 15～19 岁的青少年和年轻成年人（15～39 岁的患者）[3, 4]。数据显示，尽管还有继续改善的空间，但这部分人群的存活率总体上是最好的[5]。据估计，到 2026 年 1 月，美国的肿瘤存活者人数将增加到 2030 万，其中 1030 万为女性[6]。此外，根据最近的美国人口普查数据，250 万育龄成年人是肿瘤存活患者。随着生存率的提高和生育年龄的不断推迟，越来越多的女性因恶性肿瘤及其治疗而中断其生育计划。我们需要更加关注肿瘤治疗对患者的远期影响，包括不孕或生育力减退的风险[7]。

虽然任何类型的癌症都可能发生于育龄期妇女，但某些类型的肿瘤好发于青少年，包括霍奇金淋巴瘤、白血病、甲状腺癌、颅内肿瘤和脊髓肿瘤、骨肿瘤（骨肉瘤和尤因肉瘤）、软组织肿瘤（肉瘤和横纹肌肉瘤）和卵巢癌等[8]。年轻成年患者中常见的癌症包括乳腺癌、淋巴瘤、黑色素瘤、软组织肿瘤（肉瘤）、宫颈癌和卵巢癌、甲状腺癌、结直肠癌以及中枢神经系统肿瘤[8]。患有上述肿瘤的年轻女性的 5 年生存率可达到 90%～95%[9]。然而，可达到这种存活率水平的治疗方式（包括霍奇金淋巴瘤、白血病和卵巢癌的治疗方式），通常会由于性腺毒性导致未来不孕的风险增加[8]。许多年轻女性肿瘤患者在治疗完成后的许多年内，治疗所带来的不孕风险将使她们陷入痛苦并影响生活质量[10]。在国家家庭成长调查中接受采访的 7500 名 15～44 岁的女性中，近 50% 的女性对肿瘤

治疗引起的无法生育的风险感到非常困扰，75% 的人表示未来有生育意愿[11]。

女性生殖生理学

一旦女孩开始进入青春期，最初的 100 万个原始卵泡中约有 40 万个留在卵巢中。这些卵泡将受下丘脑 - 垂体 - 卵巢（HPO）轴的激素调节而成熟。促性腺激素释放激素（GnRH）从下丘脑释放，并诱导垂体释放促卵泡生成素（FSH）和促黄体生成素（LH）。在每个月经周期中，多个卵泡发育，FSH 的升高通常仅使其中一个优势卵泡进行排卵。这个卵泡会产生雌二醇，触发 LH 峰，从而诱发排卵，输卵管伞捕获释放的成熟卵子用于受精。其余未成熟的卵泡经历细胞凋亡或自溶[12]。随着女性年龄的增长，可利用的卵泡会消耗殆尽，而肿瘤治疗可以显著加速这一过程，通常会导致卵巢功能减退或卵巢衰竭（图 8.1）[13]。

肿瘤治疗及其对生育力的影响

肿瘤治疗相关的不孕症可由化疗、手术和（或）放疗引起[10]。化疗药物能够特异性地阻断细胞分裂，因此可以影响卵泡的成熟和发育[12]。烷化剂（包括环磷酰胺、异环磷酰胺和苯丁酸氮芥）常用于癌症治疗，例如非霍奇金淋巴瘤、急性淋巴细胞白血病和肉瘤。它们会导致单链和双链 DNA 断裂，破坏卵巢中活跃分裂和静止期细胞，从而导致严重的急性和远期毒性[12]。用于治疗乳腺癌、肺癌、甲状腺癌和血液系统肿瘤的蒽环类药物（例如多柔比星）通过插入碱基对之间来抑制 DNA 和 RNA 合成[12]。铂类药物（顺铂和卡铂）常用于治疗卵巢癌和结直肠癌，可诱导细胞凋亡并抑制转录[12]。

化疗药物根据其诱发闭经的风险分为几个风险类别。导致超过 80% 的女性在治疗后出现闭经的药物为“高风险”药物。烷化剂被认为属于“高风险”类别。成年女性接受的剂量 ≥ 6 戈瑞（Gy）、青春期前女性接受的剂量 ≥ 15 Gy 以及青春期后女性接受的剂量 ≥ 10 Gy 的全腹部或盆腔放射治疗也被认为属于“高风险”类别。此外，≥ 40 Gy 的颅脑照射也属于“高风险”类别，因为它会通过破坏 HPO 轴而导致性腺功能减退。

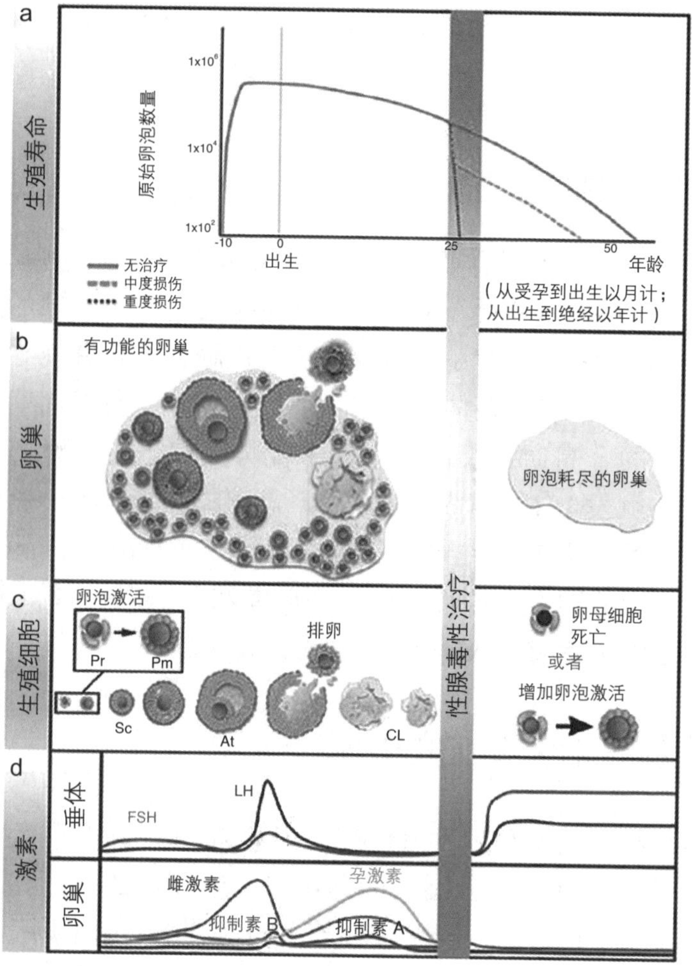

图 8.1 育龄妇女的月经周期和性腺毒性治疗后的变化[13]（另见书末彩图）

与烷化剂相比，低剂量的全腹部和盆腔放疗或某些化疗药物（如长春新碱或甲氨蝶呤）属于“低风险至极低风险 / 可忽略不计的风险”类别。较新的治疗方法通常缺乏关于生育力损害风险的数据，因此应该对患者进行相应的告知。最后，切除生殖器官的手术治疗（子宫切除术和 / 或卵巢切除术）显而易见对未来生育能力会造成影响，治疗前将这些影响对患者进行告知是十分必要的。肿瘤治疗对生育能力的总体影响不仅取决于治疗方式，还取决于治疗持续时间、给药的总剂量、治疗时患者的年龄以及其他个体化因素（如基础卵巢储备）[12]。此外，应该强调的是，尽管维持月经的能力曾被用于评估生育力，但它并不能作为生育力评估的准确替代指标。

年龄是帮助确定卵巢早衰和肿瘤相关不孕风险的重要因素之一。对于在 30 多岁时诊断并接受治疗的女性，卵巢衰竭的风险会增加 10 倍 [11]。最终，高达 90% 的 40 岁及以上女性出现了永久性卵巢功能衰竭和不孕 [11]。类似的，卵巢损毁的有效辐射剂量新生儿为 20.3 Gy，10 岁女孩为 18.4 Gy，20 岁女性为 16.5 Gy，30 岁女性为 14.3 Gy；但是，相同年龄的不同患者，其卵巢储备也存在差异 [14]。

生育力保存指南

2018 年 7 月，美国临床肿瘤学会（ASCO）发布了一项临床实践指南更新，目的是让所有医疗保健服务提供者为存在肿瘤相关不孕症风险的育龄期女性提供有关生育力保存的建议 [15]。该指南是对最初于 2006 年发布的实践指南的更新 [16]，旨在促进对不孕风险的讨论，并在需要时尽早转诊给生殖专科医师 [15]。值得一提的是，此次更新建议将所有讨论记录在病历中，并强调了对于生育力保存服务差异性和可及性的担忧，特别是经济成本方面 [15]。

美国生殖医学学会（ASRM）伦理委员会的意见与 ASCO [17] 提出的许多建议相呼应。它鼓励采用多学科诊疗的方法进行生育力保存的咨询和治疗 [17]。此外，它还强调对那些遗传性肿瘤综合征的患者进行单基因疾病的胚胎植入前基因检测（PGT-M），以避免她们的后代携带同样的导致恶性肿瘤的突变基因 [17]。在国际上，已经制定了多种指南来推动重视患有恶性肿瘤的育龄妇女的生育问题，例如欧洲女性和男性更年期协会（EMAS）的立场声明（2014 年）、加拿大的肿瘤生殖学实践：未来成为父母的选择（2014 年）、德国 / 瑞士 / 奥地利 FertiPROTEKT 网络关于女性生育力保存的实用建议（2018 年）、国际生育力保存学会（ISFP）关于 ESHRE/ASRM 专家会议的更新（2017 年）、西班牙肿瘤医学协会关于肿瘤患者的生殖指南（2016 年），以及来自英国、日本、新加坡和新西兰的更多指南 [18]。

生育力保存的咨询和转诊障碍

大多数年轻的癌症幸存者会关注未来的生育能力，并担心肿瘤治疗对她们未来的生育能力造成的影响[19]。然而，事实表明，许多青年患者在诊断时并未得到有意义的生育力保存的咨询[19]。在处理这一人群的生育问题方面存在特殊困难，其中一点是她们正处于成长阶段——通常对未来目标存在不确定性[19]。尽管年轻患者的自主决定权在这个年龄段不断发展，但她们通常在很大程度上依赖父母帮助做出重大决定——包括关于她们的肿瘤治疗以及未来的生育计划[19]。有研究使用“父母保护性缓冲（parental protective buffering）”和“临床医生的不适（clinicians' discomfort）”等短语来描述解决青年肿瘤患者生育问题所面临的困难[19]。然而，缺乏生育问题咨询并不仅限于青年人群；遗憾的是，各个年龄段的妇女都没有充分得到生育力保存的咨询和治疗。

尽管针对癌症治疗前和治疗后的生育咨询有多项指南和建议，但文献表明，只有 34%～72% 的育龄女性患者回忆起她们曾进行过生育力保存的讨论[20]。在具有转诊给生殖专科医师指征的患者中，实际上只有 21% 被转诊，年轻女性（年龄 ≤ 35 岁）、未生育的女性和乳腺癌患者更容易被转诊[21]。有一些来自患者和医生的障碍阻碍了生育力保存的讨论和转诊。患者方面的困难包括对肿瘤治疗推迟的担忧、对肿瘤本身或肿瘤治疗相关的出生缺陷的恐惧、对生育力保存方式安全性以及其高昂成本的担忧[21, 22]。此外，癌症所带来的生活巨变引起的压力和焦虑常常会使生存成为她们心中的首要问题，高于生育力等其他所有问题。医生方面的困难也存在——包括接诊的时间限制、缺乏相关知识和个人预设[23]。医生常认为在繁忙的诊所没有足够的时间停下来去讨论生育问题[23]。如果他们认为自己缺乏必要的知识帮助患者进行有关生育力保存的选择，也会避免讨论[23]。最后，医生对患者个人特征的预设立场也会影响生育问题的讨论，例如年龄、是否有伴侣、是否有经济能力承担生育力保存、是否已有子女等[23]。

生育力保存讨论的时机

生育力保存讨论的时机对于满足患者的生育要求至关重要。一旦女性被诊断出患有恶性肿瘤并确定她将接受的肿瘤治疗可能造成不孕，应询问她是否有生育意愿，并告知她不孕的风险。应在肿瘤确诊后和治疗开始前尽早向患者强调癌症治疗可能的不孕风险 [15]。如果患者有意愿进行生育力保存或对此犹豫，她们应尽早转诊给生殖专科医师，以进一步接受正式咨询，协助她们选择更合适的生育力保存方式 [15]。生殖专科医师可以评估患者生育力，预估妊娠率及风险，并与患者讨论未来的助孕策略。早期转诊使患者有更多时间进行信息收集和决策，并增加了患者生育力保存方式的可选择性 [15]。此外，一旦肿瘤治疗完成，当患者进行随访并有生育相关的疑问或有生育意愿时，可考虑再次转诊 [15]。

生育力保存方式

在考虑不同的生育力保存方式时，为患者提供所有合适的方案（包括不进行生育力保存）是很重要的，从而帮助她们做出最适合其生活方式的选择。有些生育力保存方式只适用于青春期后的女性，而有一些适合于青春期前的女孩。

目前，胚胎冻存和卵母细胞冻存都是一线的生育力保存方式 [17]。胚胎冷冻保存是最成熟的女性生育力保存方法，并且目前已被广泛使用，特别是那些已有伴侣或选择供精的患者 [17]。此外，必要时可以对胚胎进行植入前基因检测。每个解冻胚胎的存活率为 35%～90%，胚胎种植率为 8%～30%，累计妊娠率可达到 60% 以上，但这在很大程度上取决于患者的年龄和卵巢储备功能 [17]。

卵母细胞冷冻保存在 2013 年成为生育力保存的一线方法，不再被视为一种处于试验阶段的技术 [24]。卵母细胞冻存的好处是它为女性提供了生育自主权（不需要伴侣），避开了有关胚胎冷冻保存的一些道德和宗教的反对意见，而且通常费用更低 [24]。与冻存胚胎相比，有关解冻卵母细胞妊娠率的相关数据较少 [24]。据文献报道，每个解冻卵母细胞的临床妊娠率为 4.5%～12%[24]。总体而言，卵母细胞使用玻璃化冷冻技术的存活率为90%～97%，受精率为71%～79%[24]。对超过900名由冻存卵母细胞受精而出生的新生儿的一系列研究表明，与自然受孕出生的新生儿相比，使用玻璃化冷冻和慢速冷冻来源的冻存卵母细胞不增加新生儿畸形的风险[25]。此外，研究表明，冻存卵母细胞受精后的活产率与年龄匹配的新鲜对照组无差异[26]。但是成功生育可能取决于多个因素，包括卵巢储备、卵母细胞冻存时女性的年龄以及诊所或实验室对应的解冻成功率等。

卵母细胞和胚胎冷冻保存均需要使用外源性促性腺激素进行控制性促排卵（controlled ovarian hyperstimulation，COH），时间为10～15天，然后经阴道取卵。整个过程应当在肿瘤治疗前完成。虽然COH不会导致肿瘤复发，但理论上，卵巢刺激所致的雌二醇水平升高，可能会对激素敏感性肿瘤造成影响[27]。芳香化酶抑制剂，如来曲唑，通常与促性腺激素联合使用，以抑制雌二醇峰值水平而并不影响获卵数目[27]。但是，这种做法存在争议，最近一项对45名年轻乳腺癌患者的研究显示，在开始辅助化疗前使用重组FSH和GnRH激动剂且未使用来曲唑进行促排卵，患者雌二醇峰值范围为149～5300 pg/ml，平均获卵10枚，在化疗后10个月的研究随访期间，未观察到疾病复发[28]。

另一项研究对选择生育力保存的患者量化统计了肿瘤治疗延迟的时间，并研究了COH与肿瘤复发率、死亡率之间是否存在关联[29]。研究纳入了500名患有各种类型肿瘤（包括乳腺癌、妇科和血液系统恶性肿瘤）的女性，其中大约200名进行了生育力保存，300名未接受生育力保存[29]。结果显示，进行COH的患者开始癌症治疗的时间大约延迟了2周，但这段时间被认为没有临床意义或对远期结局无影响[29]。

另一种生育力保存方式是卵巢组织冷冻保存（OTC），这项技术在其他国家已经开展，但在美国仍处于试验阶段。这适用于那些没有时间进行卵母细胞或胚胎冷冻的女性患者，也是青春期前女孩进行生育力保存的唯一选择。OTC不需要进行促排卵，可以更快速地启动癌症治疗[30]。手术切除卵巢组织（通常与其他外科手术同时进行，例如化疗端口放置，以降低总成本），并使用慢速冷冻或玻璃化方法冷冻保存。如果患者在肿瘤治疗后出现卵巢功能减退或衰竭，则可以将组织解冻复苏后重新移植到盆腔（原位移植）或身体其他部位（异位移植）。卵巢组织再移植通常通过微创方法完成，例如腹腔镜或使用机器人辅助[30]。卵巢再移植可能会恢复卵巢激素分泌功能并出现排卵[30]。迄今为止，卵巢组织冻存技术报告了 87 例活产和 9 例持续妊娠[31]。

当患者不愿意选择上述生育力保存方式或这些方法在临床上不可行时，患者可以尝试性使用一些生育力保护药物[32]。周期性使用缓释 GnRH 激动剂可以通过抑制促性腺激素水平和减少对卵巢组织的灌注来保护卵泡免受化疗的破坏[32]。GnRH 激动剂的作用机制和效果存在很大争议。GnRH 激动剂对卵巢的保护作用可能因癌症类型有所不同，例如，虽然它们可能有效降低某些乳腺癌患者卵巢衰竭的风险，但它们对接受损害卵巢的化疗或手术的卵巢癌患者却没有这种作用或益处[32]。目前正在研究的新型卵巢功能保护药物集中在具有抗凋亡特性的药物（伊曼替尼、甲状腺激素 T3、粒细胞集落刺激因子和他莫昔芬，这些已在动物模型中表现出减少卵泡丢失的作用），以及抑制处于静止期卵泡激活的药物［AS101，作用于 P13K/PTEN/AKT 卵泡激活途径的免疫调节剂；以及抗米勒管激素（AMH）[33]］。

对于接受盆腔放疗的女性患者，卵巢移位或卵巢固定术是另一种生育力保存的方式[34]。卵巢固定术涉及放疗区域之外进行卵巢的移位和固定[35]，手术通常使用微创技术进行[35]。左侧卵巢通常移位至主动脉分叉的水平，而右侧卵巢通常移位至骨盆缘上方[35]。仅报道了极少数病例卵巢复位后功能恢复情况，成功率从 16% 到 90% 不等[35]。

由于个人信仰或顾虑，许多患者可能不会选择进行生育力保存或者没有生育意愿。在所有的咨询过程中医生都必须保持开放的态度，并介绍其他在肿瘤治疗后可能的选择，例如供体配子（供卵、供精和供体胚胎）和领养[36]。

促进和改进生育力保存咨询的策略和方法

有数据显示，及时进行生育力保存方案的讨论可以改善远期结局，例如提高肿瘤治疗后的生活质量和减少决策遗憾。无论她们最终是否选择生育力保存，她们都能从生育力保存咨询中获益[37]。虽然许多医务工作者希望在肿瘤首次确诊时与患者一起讨论生育力保存的问题，但他们缺乏分享这些知识的方法和沟通技巧。

复杂信息的有效沟通对于患者满意度和患者决策的制订至关重要，尤其在肿瘤诊断和开始治疗这段时间，患者处于强烈的情绪波动和巨大压力之中[37]。为了帮助患者理解有关生育力保存的重要概念，使用容易理解和接受的方式传递这些循证医学的信息非常重要[37]。患者决策辅助工具在传递系统化的医疗信息和有效的决策支持方面是非常有效的工具。它们可以帮助解决患者面临的决策问题——包括感到无知、无助、不清楚和不确定——所有这些问题都会导致决策延迟[37]。有大量数据表明了决策辅助工具的好处，包括提高患者的认知水平和增加患者的参与度[37]。现有的生育力保存决策辅助工具可用于促进与青少年患者的父母或乳腺癌患者的讨论，但直到最近，才出现了针对育龄妇女所有肿瘤类型的决策辅助工具[37]。Pathways 是一个生育力保存网站，提供生育力保存方式的最新信息（包括利弊和成本）和肿瘤治疗后如何组建家庭、价值倾向的表达练习和其他系统化的支持，以帮助女性患者与医务工作者进行生育力讨论做好准备[37]。它已被证明可以提高患者对生育力保存的了解并促进决策制订[37]。该工具正在进行试点测试，并计划在未来发布供公众使用[37]。

除了患者决策辅助工具外，还有许多其他决策工具可用于为青少年/年轻人和青春期后女性提供生育力保存咨询[38]。青少年生育力评估工具（Adolescent Fertility Values Clarification Tool，AFVCT）可用于 12～18 岁的患者，并已在青少年肿瘤患者及其父母中进行了试用[39]。AFVCT 以易于理解的形式引导青少年和年轻患者讨论未来的生活质量、生育力保存方式和未来作为父母的价值观[39]。还可以使用已公布的决策树，例如“女性生育力保存决策树”[40] 和“关于生育力保存的潜在决策”[41]。这两种决策树可以直观地引导患者在肿瘤治疗前的生育力保存方式与治疗后其他选择（包括领养和捐赠配子）之间进行比较和决策[40, 41]。宗教、社会、家庭因素和患者的感受都应该作为决策的一部分被考虑在内[41]。

LIVESTRONG 等组织还为患者提供有关生育力风险、生育力保存方式及其成本的纸质和线上的教育材料。这些宣传册可以直接提供给患者，也可以由医务工作者用作生育咨询的一部分，以指导患者做出决策[42]。西北大学（美国伊利诺伊州芝加哥）的肿瘤生育联盟（Oncofertility Consortium）主办的“拯救我的生育力（Save My Fertility）：面向患者及医务工作者的在线生育力保存工具包资源”，总结了生育力保存方式，并提供了有关该主题的进一步阅读的材料[36]。许多工具有多种翻译版本，包括西班牙文、阿拉伯文、法文、意大利文和中文，供国际使用和传播。

对于携带肿瘤相关的遗传基因突变的女性（例如携带 *BRCA1/2* 突变的女性），相关指南说明了转诊应遵循的步骤以及关于实验室检验的建议，这都可为生殖专科医师提供有用的信息[43]。此外，指南还特别说明了相关治疗对生育力的影响（例如他莫昔芬的使用和预防性卵巢切除术）[43]。

除了肿瘤医生之外，还有一些重要成员，如护士、高级医疗实践提供者（执业护士和医师助理）和患者引导员，他们可以在促进生育力讨论和转诊方面发挥重要作用。通过一个团队来讨论生育力保存，可以克服一些困难，例如医生在诊所缺少时间或缺乏关于生育力保存的知识。目前的文献报道了利用患者引导员帮助患者在诊断后参与生育力保存讨论具有益处[44]。患者引导员的主要作用是根据患者肿瘤治疗安排引导患者，提供有关生育力保存的信息，并帮助患者在治疗前短暂时间窗内转诊[44]。患者引导员还有助于在各个科（例如肿瘤科、泌尿科和生殖内分泌科）之间协调，并指导患者获得经济支持资源[44]。随着患者生育力保存的进行，引导员服务不仅可以作为患者的资源，还可以作为医生和患者家属的资源[44]。

总结

肿瘤所致的不孕会使患者陷入严重的痛苦之中，这种情绪在肿瘤治愈后可能会持续多年。随着年轻肿瘤存活人数的不断增加，及时解决生育和家庭建设问题的重要性正日益得到认可。在肿瘤诊断后和开始治疗之前，应尽快告知患者肿瘤治疗相关的不孕风险以及保存生育力的方法。生育力保存有多种选择，可以利用一些工具和资源帮助教育患者和决策制订。生育咨询可以提高女性的生活质量，无论她们是否最终选择生育力保存，我们应该向所有确诊的肿瘤患者提供全面的肿瘤管理服务，因为生育力是她们生活质量的一部分。

（Sukhkamal B. Campbell, Terri L. Woodard）

参考文献

1. American Cancer Society. Cancer facts and figures 2019. Atlanta: American Cancer Society; 2019.
2. Howlader N, Noone AM, Krapcho M, Garshell J, Neyman N, Altekruse SF, Kosary CL, Yu

M, Ruhl J, Tatalovich Z, Cho H, Mariotto A, Lewis DR, Chen HS, Feuer EJ, Cronin KA, editors. SEER cancer statistics review, 1975–2010. Bethesda, MD: National Cancer Institute; 2013. https://seer.cancer.gov/archive/csr/1975_2010. based on November 2012 SEER data submission, posted to the SEER web site.
3. Miller KD, et al. Cancer treatment and survivorship statistics, 2019. CA Cancer J Clin. 2019; https://doi.org/10.3322/caac.21565.
4. National Cancer Institute. Adolescents and young adults with cancer. Updated 2018. https://www.cancer.gov/types/aya.
5. Keegan THM, et al. Comparison of cancer survival trends in the United States of adolescents and young adults with those in children and older adults. Cancer. 2016;122(7):1029–37.
6. National Cancer Institute. Cancer statistics. Updated 2018. https://www.cancer.gov/about-cancer/understanding/statistics.
7. Schover L. Motivation for parenthood after cancer: a review. J Natl Cancer Inst. 2005;2005(34):2–5.
8. American Cancer Society. When adolescents and young adults get cancer. Atlanta: American Cancer Society; 2018.
9. American Cancer Society. Adolescent and young adult cancer survival rates increase when re-evaluated. Atlanta: American Cancer Society; 2018.
10. Woodard TL, et al. The pathways fertility preservation decision aid website for women with cancer: development and field testing. J Cancer Surviv. 2018;12(1):101–14.
11. Canada AL, Schover LR. The psychosocial impact of interrupted childbearing in long-term female cancer survivors. Psycho-Oncology. 2012;21(2):134–43.
12. Levine J. Gonadotoxicity of cancer therapies in pediatric and reproductive-age females: Chapter 1. In: Gracia C, Woodruff TK, editors. Oncofertility medical practice: clinical issues and implementation. New York: Springer Science; 2012.
13. Kim SY, et al. Toward precision medicine for preserving fertility in cancer patients: existing and emerging fertility preservation options for women. J Gynecol Oncol. 2016;27(2):e22.
14. Biedka M, et al. Fertility impairment in radiotherapy. Contemp Oncol (Pozn). 2016;20(3):199–204.
15. Oktay K, et al. Fertility preservation in patients with cancer: ASCO clinical practice guideline update. J Clin Oncol. 2018;14(6):381–5.
16. Lee SJ, et al. American Society of Clinical Oncology recommendations on fertility preservation in patients. J Clin Oncol. 2006;24(18):2917–31.
17. Ethics Committee of the American Society for Reproductive Medicine. Fertility preservation and reproduction in patients facing gonadotoxic therapies: an Ethics Committee opinion. Fertil Steril. 2018;110(3):380–6.
18. Geneva Foundation for Medical Education and Research. Obstetric and gynecology guidelines: fertility preservation resources. 2018.
19. Benedict C, et al. Fertility issues in adolescent and young adult cancer survivors. J Adolesc Young Adult Oncol. 2016;5(1):48–57.
20. Letourneau JM, et al. Pretreatment fertility counseling and fertility preservation improve quality of life in reproductive age women with cancer. Cancer. 2012;118(6):1710–7.
21. Goodman LR, et al. Trends of socioeconomic disparities in referral patterns for fertility preservation consultation. Hum Reprod. 2012;27(7):2076–81.
22. Takeuchi E, et al. Physicians' practice of discussing fertility preservation with cancer patients and the associated attitudes and barriers. Support Care Cancer. 2017;25(4):1079–85.
23. Fritz R, et al. Counseling patients on reproductive aging and elective fertility preservation: a survey of obstetricians and gynecologists' experience, approach, and knowledge. J Assist Reprod Genet. 2018;35(9):1613–21.

24. Practice Committee of the American Society for Reproductive Medicine and Society for Assisted Reproductive Technology. Mature oocyte cryopreservation: a guideline. Fertil Steril. 2013;99(1):37–43.
25. Noyes N, Porcu E, Borini A. Over 900 oocyte cryopreservation babies born with no apparent increase in congenital anomalies. Reprod Biomed Online. 2009;18(6):769–76.
26. Grifo JA, Noyes N. Delivery rate using cryopreserved oocytes is comparable to conventional in vitro fertilization using fresh oocytes: potential fertility preservation for female cancer patients. Fertil Steril. 2009;93(2):391–6.
27. Reddy J, Oktay K. Ovarian stimulation and fertility preservation with the use of aromatase inhibitors in women with breast cancer. Fertil Steril. 2012;98(6):1363–9.
28. Decanter C, et al. Fertility preservation by controlled ovarian hyperstimulation (COH) without letrozole in young breast cancer patients before adjuvant chemotherapy: preliminary results. Fertil Steril. 2013;100(3):S169. 8 Fertility Counseling in Routine Practice: Why, When, and How?
29. Moravek MB, et al. Long-term outcomes in cancer patients who did or did not pursue fertility preservation. Fertil Steril. 2018;109(2):349–55.
30. Devi L, Goel S. Fertility preservation through gonadal cryopreservation. Reprod Med Biol. 2016;15(4):235–51.
31. Kim S, et al. Ovarian tissue cryopreservation and transplantation in patients with cancer. Obstet Gynecol Sci. 2018;61(4):431–42.
32. Falcone T, et al. GnRH agonist for gondal protection during chemotherapy. Hum Reprod. 2015;30(12):2711–2.
33. Hadassa R, et al. Prevention of chemotherapy-induced ovarian damage: possible roles for hormonal and non-hormonal attenuating agents. Hum Reprod Update. 2014;20(1):759–74.
34. The Oncofertility Consortium. Resources: fertility preservation options for pediatric and adolescent females. Chicago: The Oncofertility Consortium; 2018.
35. Phillippe M, et al. Laparoscopic ovarian transposition for pelvic malignancies: indications and functional outcomes. Fertil Steril. 1998;70(5):956–60.
36. Save My Fertility. Provider pocket guides: fertility preservation for women diagnosed with cancer. Chicago: The Oncofertility Consortium; 2018.
37. Woodard TL, et al. Pathways: patient centered decision counselling for women at risk of cancer-related infertility: a protocol for a comparative effectiveness cluster randomized trial. Br Med J Open. 2018;8(2):e019994.
38. The Oncofertility Consortium. Oncofertility decision tool web portal: decision tools. Chicago: The Oncofertility Consortium; 2018.
39. The Oncofertility Consortium. Adolescent fertility values clarification tool (AFVCT). 2012 Moffitt Cancer Center. Chicago: The Oncofertility Consortium; 2018.
40. Gardino SL, et al. Using decision trees to enhance interdisciplinary team work: the case of oncofertility. J Assist Reprod Genet. 2010;27(5):227–31.
41. Quinn GP, et al. More research, more responsibility: the expansion of duty to warn in cancer patients considering fertility preservation. Am J Obstet Gynecol. 2013;209(2):98–102.
42. LIVESTRONG Fertility. Understand the risks, explore your options, and plan for your future. Austin: LIVESTRONG Fertility; 2013.
43. Woodruff TK, et al., editors. Oncofertility communication: sharing information and building relationships across disciplines. New York: Springer Science; 2014.
44. The Oncofertility Consortium. Resources: patient navigators. Chicago: The Oncofertility Consortium; 2018.

第9章 肿瘤患者生育力咨询在发展中国家面临的挑战

引言

由于肿瘤治疗的不断进步，发展中国家的肿瘤存活人数不断增加[1-3]。这为育龄患者的长期生存带来了希望，同时人们对肿瘤治疗相关的生育力影响也越发关注[4]。根据治疗方案、患者的年龄和遗传易感性，生育力影响可能是永久或暂时的[5, 6]。在患者和家属面对罹患恶性肿瘤心理极度脆弱的情况下，讨论生育问题需要一定的技巧和知识。患者通常不确定她们的未来，许多人可能仍希望在肿瘤治疗后生育小孩。在这个充满压力的时期，医生需要建议女性为长远计划做出决定，并在她们保存生育力的意愿与立即开始肿瘤治疗之间进行权衡[7]。

丧失生育能力对于育龄期患者来说是毁灭性的打击。美国临床肿瘤学会（ASCO）和美国生殖医学学会（ASRM）建议与所有处于生育年龄的肿瘤患者讨论不孕的风险。应向所有患者提供转诊至生殖内分泌科医生的选择，以进一步讨论生育力保存方式。由于某些生育力保存方式并未在所有发展中国家广泛使用，而且有些仍处于探索阶段，只有50%的肿瘤患者在确诊时从医务人员处了解了生育力保存的必要性，因此许多肿瘤医生发现很难就不同的生育力保存方式向患者提供咨询[8]。此外，即使在发达国家也很难找到具有管理肿瘤患者专业知识的生殖医生[9]。对肿瘤患者的管理需要包括肿瘤医生、生殖医生、心理学家和妇科医生在内的多学科团队为患者提供最好的医疗服务。但现实情况并非总是如此，许多患者在心理、医疗和经济上都缺乏足够的支持。

在肿瘤治疗前，确定可选择的生育力保存方式非常重要。然而，关于生育力保存的咨询在发展中国家有着很大的差异。人们越来越意识到肿瘤治疗对生育能力的破坏，但为患者提供生育力咨询十分复杂，并面临许多挑战。向患者建议生育力保存会给该领域的专家和肿瘤患者带来许多技术、伦理和法律问题。ASRM 和 ASCO 建议为接受肿瘤治疗的不孕高风险的青少年和成年女性患者提供卵母细胞冻存服务[2, 10]。尽管卵母细胞冷冻保存取得了快速发展，它在许多发展中国家仍未广泛使用，这是多种因素造成的，下面将对这些因素进行讨论。精子和胚胎的冷冻保存已经广泛建立。卵巢组织冷冻的出现增加了青春期前女孩的生育咨询的选择，但它仍处于探索阶段，其在生育力保存中的潜在价值仍未明确。

当患者及其家属承受肿瘤诊断的不幸时，提供最佳的有关生育力保存方式的信息对于医务人员来说是一项挑战。适当的咨询包括对成本、时间和替代方案的评估。由于宗教和文化信仰原因，一些发展中国家不提供生育力咨询服务[11]。更重要的是，每位患者还需要考虑各国不同的法律法规要求[12]。

在生育咨询时需讨论肿瘤治疗后的所有可能性，以确保患者和家属充分了解情况。例如，第三方育儿是化疗 / 放疗后子宫功能障碍患者的选择之一。在 28 个国家进行的一项调查，评估了全球在生育力保存和第三方育儿方面的经验。在缺乏法律法规的情况下，有的国家可以实施代孕。领养也是另一种选择，它是法律允许的，但它受到文化和法律挑战的限制，尤其是在发展中国家[11]。

在本章中，我们回顾了发展中国家的医务人员在讨论生育力保存方式和与肿瘤相关的生育力问题时面临的特殊挑战（表 9.1）。

表 9.1　在发展中国家为肿瘤患者提供生育力咨询时面临的挑战

挑战
生殖医生与肿瘤医生之间缺乏沟通交流
缺乏实验研究数据（如卵巢组织冻存）
缺少可实施卵母细胞和卵巢组织冻存技术的中心
缺少经济支持和保险保障
文化差异和宗教问题
担心延误肿瘤治疗
担心激素用药对肿瘤治疗的副作用
配子的处理面临伦理和法律挑战

肿瘤患者生育力选择的讨论

位于中东的两个三级医学中心对肿瘤医生关于生育力保存的意识和知识进行了多项调查。大多数肿瘤医生表示与他们的患者讨论过这个问题，但由于许多原因，包括缺乏具备卵母细胞冻存技术的生殖医学中心，肿瘤医生未在肿瘤治疗开始前将她们转诊[13, 14]。

生育力保存中心在发展中国家并不普遍存在。目前缺少有关不同生育力保存技术的成功数据，因此很难就生育力保存的优势向患者提供咨询。在沙特阿拉伯，只有不到20%的男性在接受肿瘤治疗前转诊至生殖内分泌科医生那里进行精子冷冻保存，80%的人认为生育力保存是一个复杂的过程[13, 15]。尽管ASCO在2006年发布了关于生育力保存的指南[1]，但发达国家的医务人员将符合条件的患者转诊给生殖专科医师的比例仍然低于50%[16]，推测发展中国家的比例会更低。

在与肿瘤患者讨论生育力保存的方式时，我们面临许多挑战。第一个挑战与医疗体系有关。发展中国家的肿瘤医生关于生育力保存知识的匮乏仍阻碍着他们向育龄肿瘤患者提供生育咨询。他们难以转诊患者以及向患者解释最新的生育力保存方式[14]。沟通障碍是继对相关专科知识了解程度不高以及不同宗教不支持某些辅助生殖技术之后的另一个问题。

发展中国家面临的挑战

制度障碍和延迟转诊

理想情况下，关于生育力保存方式选择的讨论应该在肿瘤诊断和治疗实施之前由多学科团队进行，该团队包括肿瘤医生、外科医生、心理医生和生殖专家。但在一些国家，并非所有患者都就诊于具备专业能力的大型医疗中心。对生育力保存感兴趣的生殖专科医生很少见，并且由于时间和地理位置限制，并非所有患者都能接触到他们。一些患者可能需要花费五六个小时才能到达可进行生育力保存的医疗中心。因此，肿瘤医生并不总是为患者提供各种替代方案并做出适当决定和转诊。此外，生育力保存团队的不同成员之间没有转诊标准或医疗计划。转诊延迟在发展中国家很常见，通常在开始化疗前1～2天内。当生育力保存方案对她们已经不再适用时，再向她们提供咨询是十分困难的。

对延迟治疗的恐惧

肿瘤医生不建议延迟肿瘤治疗，这种做法常会成为讨论生育力保存选择的障碍。男性患者通常可以在诊断后的一天内完成精子冷冻保存。然而，女性患者需要至少 2～3 周的促排卵过程才能对卵母细胞进行冻存。肿瘤医生和生殖医生之间一直在争论延迟治疗对临床结局和死亡率的影响。Moravek 报道了进行生育力保存的肿瘤患者的远期结局。41% 的患者进行生育力保存，肿瘤治疗推迟了 33 天，而未接受生育力保存的患者推迟了 19 天，两者死亡率或复发率没有显著差异，这证实了生育力保存技术的安全性和有效性，因此肿瘤医生应当考虑和提倡生育力保存[17]。

目前有许多方法可以减少肿瘤治疗的延误。建议患者使用随机启动的促排卵方案而不是等待月经周期的第 3 天才开始启动促排卵，这样可以减少等待时间。研究表明，随机启动方案的生育力保存不会延迟肿瘤治疗（接受生育力保存的患者为 38.1 天 ±11.3 天，而未接受生育力保存的患者为 39.4 天 ±18.5 天，p=0.672）[18]。一项回顾性研究显示随机启动促排卵与常规促排卵的患者，其获卵数和卵母细胞受精率没有差异[19]。患者常常对可能延迟治疗产生焦虑和担忧。因此，患者咨询时应提供目前的研究数据，以避免因担忧延误治疗而产生不必要的紧张。肿瘤治疗团队需要了解随机启动方案，以便在合适的时候转诊患者，并且不必担心延误肿瘤治疗。

担忧激素刺激对肿瘤治疗的影响

生育力保存专家会面对有关激素刺激对肿瘤治疗影响的问题。目前的文献数据尚不完整，多基于观察性和小样本的研究。在就特定治疗后的生育力结局向患者提供咨询之前，生殖专家需要更加谨慎，并且必须根据每位患者的生育计划和不孕风险因素来进行个体化的咨询。

患者对生育力保存的担忧还来自激素刺激可能会影响肿瘤治疗[13]。由于担心控制性促排卵后超生理水平的雌二醇可能存在风险，患有雌激素敏感性肿瘤（如乳腺癌）的患者通常不会在化疗前接受生育力保存。然而，Moraveck 等的研究表明，接受生育力保存的患者，与未接受患者相比，激素刺激对其疾病的死亡率和复发率没有任何影响 [17]。对于雌激素敏感的肿瘤，可以使用联合芳香化酶抑制剂的方案 [19]。来曲唑联合促性腺激素的方案可使雌二醇峰值水平显著降低（483.4 pg/ml ± 278.9 pg/ml 对 1464.6 pg/ml ± 644.9 pg/ml，$p<0.001$），用药天数、胚胎数量及受精率相近 [20]。患者目前可以放心地了解不同刺激方案的有效性，以优化她们的治疗和提高生活质量。

此外，当患者询问该技术的安全性、卵母细胞的解冻存活率、该生殖中心既往实施冷冻保存的患者总数以及每个解冻卵母细胞的存活率、受精率和活产率时，在大多数情况下，由于没有专门对应的生育力保存中心，医生因没有足够的数据而难以回应这些问题。此外，关于冷冻卵母细胞来源子代出生缺陷风险的相关数据也缺乏。在这方面需要更多的研究，以便能够为患者提供充分的咨询。

缺少保险保障

与缺乏医疗保险的患者讨论生育力保存的成本非常具有挑战性 [21]。在发展中国家获得生育力保存服务可能会受到社会、文化和经济方面的限制 [22]。生育是一个重要的问题，不孕不育被污名化，导致这部分患者受到来自社会的指责。大多数生殖医学中心是私立中心，没有医疗保险覆盖。一些保险公司为受过高等教育的夫妇提供不孕症治疗的费用，但她们本身有能力支付这些治疗的费用，这将导致医疗不平等进一步加剧。在全球范围内进行的一项大型调查提供了生殖医学中心（包括发展中国家）所面临的障碍和挑战。例如，在埃及，缺乏保险覆盖的现象十分普遍，可用于支持患者的资源很少。至于突尼斯，医疗保险仅适用于已证实不孕的患者 [23]。

不幸的是，当面对肿瘤诊断时，许多患者在缺乏经济支持和保险保障的情况下显得更加困难 [24]。Jones 等完成的一项系统综述发现，高昂的成本是限制患者进行生育力保存的因素之一 [24]。由于经济原因，许多年轻肿瘤患者的生育需求仍未得到满足。ASCO 建议所有患者，无论其社会经济地位、年龄、预后或生育史如何，都应接受生育力保存的建议和咨询。对于那些致力于为这一无助群体提供最佳医疗服务的医务人员，包括肿瘤医生和生殖医生，都应了解患者获得医疗服务的差异性 [2]。

罹患肿瘤后的伦理和法律挑战：配子的处理

生育力保存增加了生殖医生需要面临的伦理问题和社会的法律问题。冷冻保存的卵母细胞和胚胎在未被使用及患者死亡情况下的处理是另一项挑战。在缺乏完善的政策和法律时，患者可能需要在接受生育力保存之前做出重要的生活决策。在家庭关系发生变化、离婚或死亡的情况下，为了保护患者及其伴侣而讨论冻存胚胎、卵母细胞和（或）卵巢组织的处理方式并没有很好地贯彻进行。标准化的知情同意尚未被明确定义。由于涉及宗教的敏感问题，医生不会常规与患者讨论她们死亡后的配子处理问题。政策和法规对于管理的指导不够明确，具体到每个国家不同的法律制度，个人对配子处理方式的意愿也应得到尊重。许多患者出于宗教原因特别反对胚胎冷冻保存[1]。

作为在多元化国家执业的生殖医生，我们会遇到具有不同信仰的家庭；因此，应在尊重不同宗教信仰的情况下实施辅助生殖技术。这些宗教团体影响公众对于生育和不孕治疗的决定。

例如，我们在黎巴嫩面临的伦理问题包括获取患者的知情同意，这是在任何技术实施之前的重要环节，以避免在未来出现任何伦理纠纷。然而，受到宗教信仰的影响，患者在知情同意时显得犹豫，尤其是在谈到患者死亡时胚胎需要被废弃。因此，以伦理和宗教方式讨论患者死亡后的辅助生殖是最为困难的。在伊朗，伊斯兰教徒允许婚姻关系存在时进行胚胎冷冻保存[25]。然而，接受配子冻存面临着死亡后配子所有权的问题。从伊斯兰教的观点来说，使用冷冻的配子或胚胎是不可接受的[26]。但是，目前没有官方的法规、政策或法律禁止这些技术。基督教学者持有不同的态度。梵蒂冈禁止辅助生殖，因为从胚胎开始就具有伦理争议，但新教允许辅助生殖[27]。根据基督教伦理规范，冷冻保存人类胚胎引发了关于胚胎道德争议的讨论。然而，不同的基督教会在这个具体问题上并没有具体的立场。因此，应根据患者的宗教观点来提供个体化的生育咨询，以促进个人制订决策。在印度尼西亚等其他发展中国家，宗教因素也影响着医疗实践。印度尼西亚除了经济状况之外，还面临着对不同辅助生殖技术的担忧[28]。

因此，为提供准确的信息，尊重患者的自主权和选择自由权十分重要。

虽然卵母细胞和胚胎冷冻保存已被ASRM和ASCO推荐为标准方案，但卵巢功能抑制、性腺组织冷冻保存应作为机构评审委员会提供的方案的一部分[1, 29]。而在一些发展中国家，这些技术仅是在未经知情同意的情况下被推荐和宣传。关于卵巢组织冷冻保存咨询的另一个困难是理论上担心会将肿瘤细胞再次带入体内，因此无法获得健康的成熟卵母细胞。专家需要充分解释该技术的风险和结果的不确定性[30]。

由于缺乏真正的选择方案以及缺少思考的时间，决策会变得很复杂。此外，很少有生殖中心认可卵母细胞冷冻保存，许多中心仍将其视为探索性的。由于上述原因，患者需要应对这些可能会干扰她们决定的不确定性。

生育力咨询中的文化障碍

文化信仰放大了生育力保存咨询的复杂性。

发展中国家面临的文化挑战之一在于取卵是一种侵入性操作，在超声引导下经阴道完成。在许多发展中国家，出于文化和宗教原因，禁止对无性生活的患者进行阴道检查[31]。这使医生很难向患者解释为了冻存卵母细胞而破坏处女膜的完整性。在埃及，生殖内分泌学家建议无性生活患者为避免处女膜破坏而进行经直肠取卵，尽管经直肠取卵感染和出血的风险增加（未发表的数据，Hesham Al-Inany，中东生育协会，2018年）。此外，由于害怕失去处女身份，突尼斯女性患者常犹豫是否进行卵母细胞冻存[11]。这是我们在生殖中心观察到的困难之一，但是，缺乏科学数据来支持它。

此外，患者的父母在患者诊断为肿瘤时的情绪状态可能会使她们更关注生存率而不是生活质量，从而影响她们对生育力保存重要性的判断。这个议题的严重性可能需要患者与家人进行多次协商。选择合适的术语对于专家来说总是具有挑战性，并且对于影响青少年及其父母的决策至关重要。

总结

为肿瘤患者提供生育力保存咨询需要奉献精神、专业知识以及经济支持和充足的硬件设施。主要目标是通过协调多学科团队来提高肿瘤患者的生活质量。肿瘤专家仍然不能及时转诊患者以进行生育力保存方面的讨论。在发展中国家，许多医生不习惯让患者参与决策过程，因为整个家庭都可能参与讨论。因此，生育问题并未得到解决。此外，由于经济原因，专业生育门诊并未广泛普及。这些机构需要更多的努力和资源，以便将生育力保存的知识对肿瘤领域的专业人员和医疗保健提供者进行培训，强调开放式沟通和早期告知。医疗机构的实践操作、保险范围和医疗保健政策会影响肿瘤患者生育力保存的咨询。年轻的肿瘤患者需要有足够的经济帮助来支付生育力保存服务，包括昂贵的激素刺激和操作技术、卵母细胞收集和冷冻。最终目标是通过改善生育力保存技术的可及性、不同医疗团队之间的协调来提高肿瘤患者的生活质量，同时应特别关注国家和地区的伦理和法律问题。

由于肿瘤患者的生育力保存选择是近几年才在世界范围内被提出的，因此撰写本章也非常具有挑战性。由于一些发展中国家缺少这方面的研究，反映了对生育力保存意识和知识的缺乏，因此迫切需要进行充分的研究和系统化的宣传活动。

（Ghina Ghazeeri，Dalia Khalife）

参考文献

1. Lee SJ, Schover LR, Partridge AH, Patrizio P, Wallace WH, Hagerty K, Beck LN, Brennan LV, Oktay K. American Society of Clinical Oncology recommendations on fertility preservation in cancer patients. J Clin Oncol. 2006;24(18):2917–31.
2. Loren AW, Mangu PB, Beck LN, Brennan L, Magdalinski AJ, Partridge AH, Quinn G, Wallace WH, Oktay K. Fertility preservation for patients with cancer: American Society of Clinical Oncology clinical practice guideline update. J Clin Oncol. 2013;31(19):2500.
3. Becht LC, Forman EJ. Navigating the complex challenges of fertility preservation. Fertil Steril. 2018;109(2):252–3.
4. Connell S, Patterson C, Newman B. A qualitative analysis of reproductive issues raised by young Australian women with breast cancer. Health Care Women Int. 2006;27(1):94–110.
5. Blumenfeld Z, Haim N. Prevention of gonadal damage during cytotoxic therapy. Ann Med. 1997;29(3):199–206.
6. Peate M, Meiser B, Hickey M, Friedlander M. The fertility-related concerns, needs and preferences of younger women with breast cancer: a systematic review. Breast Cancer Res Treat. 2009;116(2):215.
7. Kirkman M, Winship I, Stern C, Neil S, Mann GB, Fisher JR. Women's reflections on fertility and motherhood after breast cancer and its treatment. Eur J Cancer Care. 2014;23(4):502–13.
8. Hewitt M, Greenfield S, Stovall E. From cancer patient to cancer survivor: lost in transition. Washington, DC: Committee on Cancer Survivorship: Improving Care and Quality of Life,

National Cancer Policy Board, Institute of Medicine, and National Research Council; 2006.
9. Davis M. Fertility considerations for female adolescent and young adult patients following cancer therapy: a guide for counseling patients and their families. Clin J Oncol Nurs. 2006;10(2):213.
10. Centers for Disease Control and Prevention. American Society for Reproductive Medicine, and Society for Assisted Reproductive Technology. 2006 Assisted reproductive technology success rates: National summary and fertility clinic reports; 2008
11. Rashedi AS, SFD R AL, Edmonds ME. Survey of third-party parenting options associated with fertility preservation available to patients with cancer around the globe. J Glob Oncol. 2017; https://doi.org/10.1200/JGO.2017.009944.
12. Whitworth A. Freezing embryos—a woman's best option, but is it legal? J Natl Cancer Inst. 2006;98(19):1359.
13. Rabah DM, El-Nimr N, Rafe BA, Arafa MA. Fertility cryopreservation for female cancer patients: attitudes and clinical practices of oncologists in Riyadh, Saudi Arabia. J Reprod Med. 2012;57(9-10):431–4.
14. Ghazeeri G, Zebian D, Nassar AH, Harajly S, Abdallah A, Hakimian S, Skaiff B, Abbas HA, Awwad J. Knowledge, attitudes and awareness regarding fertility preservation among oncologists and clinical practitioners in Lebanon. Hum Fertil. 2016;19(2):127–33.
15. Rabah DM, Wahdan IH, Merdawy A, Abourafe B, Arafa MA. Oncologists' knowledge and practice towards sperm cryopreservation in Arabic communities. J Cancer Surviv. 2010;4(3):279–83.
16. Quinn GP, Vadaparampil ST. Fertility preservation and adolescent/young adult cancer patients: physician communication challenges. J Adolesc Health. 2009;44(4):394–400.
17. Moravek MB, Confino R, Smith KN, Kazer RR, Klock SC, Lawson AK, Gradishar WJ, Pavone ME. Long-term outcomes in cancer patients who did or did not pursue fertility preservation. Fertil Steril. 2018;109(2):349–55.
18. Letourneau JM, Sinha N, Wald K, Harris E, Quinn M, Imbar T, Mok-Lin E, Chien AJ, Rosen M. Random start ovarian stimulation for fertility preservation appears unlikely to delay initiation of neoadjuvant chemotherapy for breast cancer. Hum Reprod. 2017;32(10):2123–9.
19. Cakmak H, Katz A, Cedars MI, Rosen MP. Effective method for emergency fertility preservation: random-start controlled ovarian stimulation. Fertil Steril. 2013;100(6):1673–80.
20. Oktay K, Hourvitz A, Sahin G, Oktem O, Safro B, Cil A, Bang H. Letrozole reduces estrogen and gonadotropin exposure in women with breast cancer undergoing ovarian stimulation before chemotherapy. J Clin Endocrinol Metab. 2006;91(10):3885–90.
21. American College of Obstetricians and Gynecologists. ACOG Committee Opinion No. 405: ovarian tissue and oocyte cryopreservation. Obstet Gynecol. 2008;111(5):1255–6.
22. Nachtigall RD. International disparities in access to infertility services. Fertil Steril. 2006;85(4):871–5.
23. Rashedi AS, de Roo SF, Ataman LM, Edmonds ME, Silva AA, Scarella A, Horbaczewska A, Anazodo A, Arvas A, Ramalho de Carvalho B, Sartorio C. Survey of fertility preservation options available to patients with cancer around the globe. J Glob Oncol. 2017;4:1–6.
24. Jones G, Hughes J, Mahmoodi N, Smith E, Skull J, Ledger W. What factors hinder the decision-making process for women with cancer and contemplating fertility preservation treatment? Hum Reprod Update. 2017;23(4):433–57.
25. Larijani B, Zahedi F. Ethical and religious aspects of gamete and embryo donation and legislation in Iran. J Relig Health. 2007;46(3):399–408.
26. Samani RO, Ashrafi M, Alizadeh L, Mozafari M. Posthumous assisted reproduction from Islamic perspective. Int J Fertil Steril. 2008;2(2)
27. Schenker JG. Assisted reproduction practice: religious perspectives. Reprod Biomed Online. 2005;10(3):310–9.

28. Purvis TE. Assisted reproduction in Indonesia: policy reform in an Islamic culture and developing nation. Reprod Biomed Online. 2015;31(5):697–705.
29. Ethics Committee of the American Society for Reproductive Medicine. Fertility preservation and reproduction in patients facing gonadotoxic therapies: an Ethics Committee opinion. Fertil Steril. 2018;110(3):380–6.
30. Crockin SL. Legal issues related to parenthood after cancer. JNCI Monogr. 2005;(34):111–3.
31. Robertson JA. Cancer and fertility: ethical and legal challenges. JNCI Monogr. 2005;(34):104–6.

第三部分

乳腺癌患者生育力咨询中的争议话题

第 10 章 乳腺癌女性的卵巢刺激

引言

乳腺癌是女性最常见的恶性肿瘤之一，7% ~ 10% 的病例发生在 40 岁之前 [1]。每年，越来越多的乳腺癌女性通过细胞毒性化学疗法和（或）放射疗法成功治疗。尽管这些治疗显著降低了乳腺癌的死亡率，但引起了性腺毒性的长期影响，包括卵巢功能不全和不孕 [2]。除了化疗的性腺毒性外，接受他莫昔芬治疗的女性现在也被要求推迟生育，治疗时间可能长达 10 年。衰老相关的卵巢储备下降加之化疗引起的损伤，大多数患有乳腺癌的女性都面临着没有孩子或没有达到她们想要的家庭规模的风险 [3]。因此，保留生育能力在这些患者中变得尤为重要。

癌症治疗和卵巢

抗癌治疗对卵巢功能的影响取决于患者年龄、卵巢储备以及化疗药物的类型和剂量。烷化剂与性腺毒性风险相关性最高，与其他化疗药物联合广泛应用于治疗乳腺癌。蒽环类药物具有中等风险的性腺毒性，抗代谢药物如 5- 氟尿嘧啶具有较低的性腺毒性 [4]。图 10.1 显示了根据所用化疗方案和女性患乳腺癌年龄所对应的急性卵巢早衰的发生率。虽然 40 岁以下女性的急性卵巢早衰发生率在 18% ~ 61% 之间，但超过 74% 的 40 岁以上的女性会在抗癌治疗后出现闭经 [5-10]。

尽管大多数研究根据月经模式评估卵巢功能，但月经的恢复并不代表完整的卵巢储备，这些女性在其发育年龄的后期都有较高的过早绝经的风险。因此，已有研究找出了评估化疗后长期卵巢功能的最佳标志物。尽管血清抗米勒管激素（anti-Müllerian hormone，AMH）水平可预测化疗

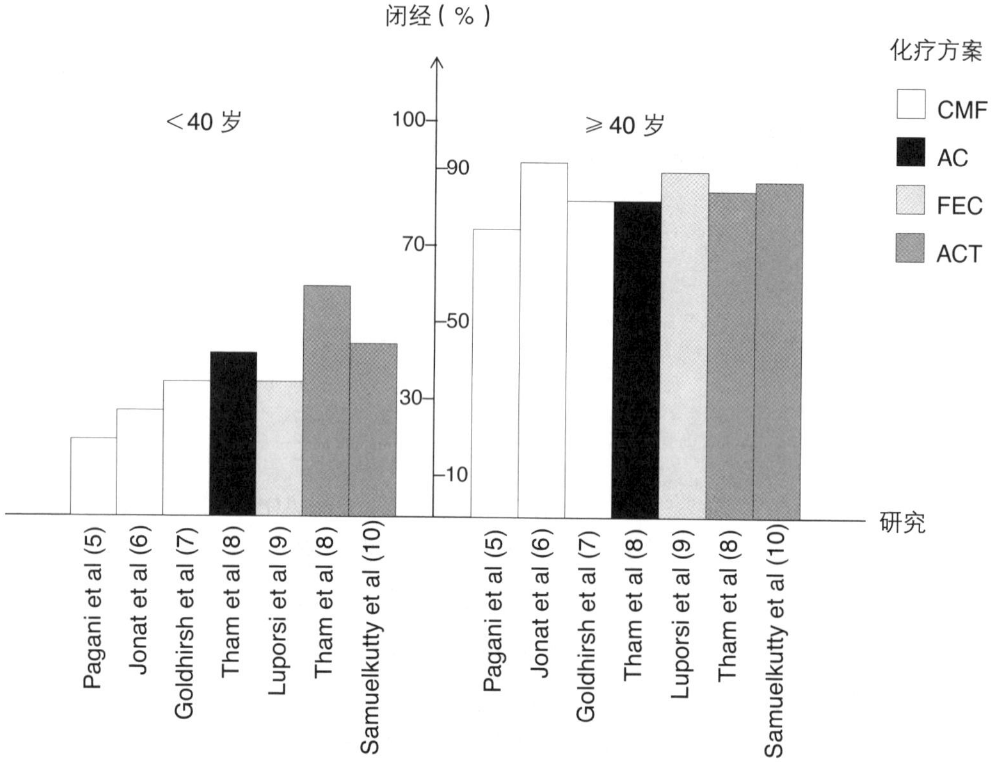

图 10.1 乳腺癌女性不同年龄和不同化疗方案的闭经风险（化疗 3～6 个周期后）

AC：阿霉素和环磷酰胺；*CMF*：环磷酰胺、甲氨蝶呤和 5- 氟尿嘧啶；*FEC*：5- 氟尿嘧啶、表柔比星和环磷酰胺；*ACT*：阿霉素、环磷酰胺和紫杉醇

后的卵巢功能和绝经年龄，但仍需要更多的研究来确定其对妊娠率的预测价值[11]。

生育力保存的选择

女性生育力保存的选择取决于患者的年龄、卵巢储备、治疗开始前的可用时间窗以及婚姻状况。尽管卵巢组织冷冻保存目前正在从世界各地生育力保存的试验性操作转化为临床应用，然而，控制性卵巢刺激后经体外受精（IVF）的胚胎和卵母细胞冷冻保存仍然是美国临床肿瘤学会（ASCO）推荐的方法[12]。生育力保存策略在最近更新的 ASCO 生育力保存临床指南中已有详细介绍，此处不再详述。在重点介绍用于卵母细胞/胚胎冷冻保存的控制性卵巢刺激之前，先简要介绍卵巢组织冷冻保存。

卵巢组织冷冻保存

自 Oktay 和 Karlikaya 首次成功实施卵巢组织移植手术以来，全世界已有超过 100 名儿童通过该技术出生[13, 14]。卵巢组织冷冻保存是卵母细胞/胚胎冷冻保存的有力替代方案，因为它不需要延迟卵巢刺激并且可以作为门诊腹腔镜手术进行。在Ⅲ期或更早期的乳腺癌患者中，乳腺癌转移至卵巢组织的可能性极小，因此不需要担忧卵巢组织可能携带癌细胞[15]。需要关注的一个问题是，女性如果携带 *BRCA* 基因以及与其 DNA 修复途径相同的其他突变基因，那么这类女性在卵巢组织冷冻保存和移植后罹患卵巢癌的风险可能增加，尤其是一些与卵巢癌风险增加相关的基因突变。然而，如果在癌症风险较低的年轻时期冻存卵巢组织，那么卵巢组织移植以后，发生卵巢癌的风险也同样是低的。在这种情况下，一旦移植对象达到预期目标，就可以再移除卵巢组织，这类似于对携带高风险突变基因的女性进行预防性卵巢 - 输卵管切除术（risk reducing salpingo-oophorectomy，RRSO）[16]。

胚胎和卵母细胞冷冻保存

胚胎冷冻保存技术在世界范围内已至少使用了 30 多年，2013 年美国生殖医学协会又将卵母细胞冷冻保存技术从试验性技术类别中取消，成为一项临床应用技术[17]。对于这两种方法，通常需要在取卵之前进行持续约 2 周的控制性卵巢刺激。鉴于患有乳腺癌的女性在手术和开始辅助化疗之间通常有 6 ~ 8 周的间隔，并且随机启动促排卵方案可以在月经周期的任何时间开始，因此，卵巢刺激对于大多数乳腺癌患者是可行的。尽管由于胚胎冷冻保存技术为女性提供了灵活性和自主权，且其成功率不断提高，因此它一直是有伴侣的女性进行生育力保存的首选方法，但卵母细胞冷冻也被认为是一种几乎和胚胎冷冻保存等同的选择，即便对于非单身女性也是如此。大多数研究表明，随着冷冻保存技术的发展，胚胎和卵母细胞解冻后的存活率显著提高（超过 90%）[18]，但相比于胚胎冷冻，卵子冷冻后的囊胚形成率和妊娠率仍较低[19]。因此，即使是有伴侣的女性，在面临胚胎和卵母细胞冷冻保存的决策时，也建议其对卵母细胞和胚胎冷冻的利弊都进行咨询。

乳腺癌女性的卵巢刺激

传统的卵巢刺激方案会导致血清雌二醇峰值水平显著增加，从而诱导乳腺癌细胞增殖和转移[20]。直到大约 10 年前，患有乳腺癌的女性通常接受自然周期 IVF，每个周期平均获得 0.6 个胚胎[21]。作为对自然周期取卵方案的改进，Oktay 等首次使用一种选择性雌激素受体阻滞剂——他莫昔芬，进行卵巢刺激，从而增加了患者的胚胎数[21]。随后，Oktay 等将他莫昔芬与促性腺激素联合使用，后来引入了芳香化酶抑制剂联合促性腺激素的方案[22]。后一种方案通常能得到更多的卵母细胞和用于冷冻保存的胚胎，因此已成为首选方案[22]。然而，对于不能耐受芳香化酶抑制剂或已经使用他莫昔芬治疗乳腺癌的患者，如果她们希望继续卵母细胞和胚胎的保存，仍然可以使用他莫昔芬方案。

之后，来曲唑 - 促性腺激素刺激方案得到进一步改进，采用 GnRH 类似物代替 hCG 进行“扳机”进一步降低了雌激素暴露、卵巢过度刺激和化疗前妊娠试验假阳性的风险。该方案在周期第 2 天给予来曲唑 5 mg/d，在周期第 4 天开始添加促性腺激素（150 ~ 450）IU/d（图 10.2）。在整个

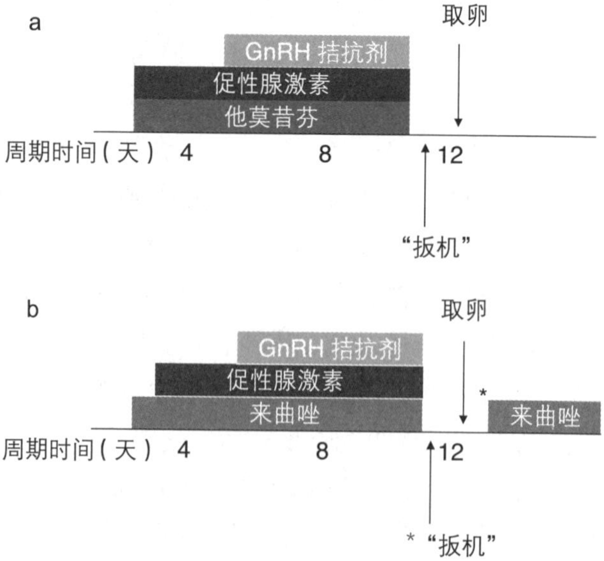

图 10.2 他莫昔芬 - 促性腺激素（a）和来曲唑 - 促性腺激素（b）对乳腺癌女性的卵巢刺激。* 如果使用 GnRHa “扳机”，则无须在黄体期重新启动来曲唑

促排卵过程中持续使用来曲唑。为防止促黄体生成素（LH）过早出峰，当卵泡平均直径达到≥13 mm，添加 GnRH 拮抗剂 0.25 mg/d；维持该剂量直到“扳机”日。当至少 2 个卵泡直径达到 20 ~ 21 mm 时，用醋酸亮丙瑞林进行“扳机”促进卵母细胞成熟，“扳机”日停用来曲唑。“扳机”后 35 小时进行经阴道超声引导下取卵术。如果使用 hCG 代替 GnRHa“扳机”，使用 hCG“扳机”的患者在取卵后的第 3 天需监测雌二醇（E_2）水平，如果 E_2 水平 ＞250 pg/ml，则继续使用来曲唑 3 ~ 6 天，直到 E_2 水平降至＜50 pg/ml 为止。对于使用 GnRHa“扳机”的女性，由于血清 E_2 水平会在取卵后 48 小时内急剧下降，因此术后不需要进行 E_2 监测和来曲唑治疗。

与标准方案相比，来曲唑方案存在一些差异。我们发现，对于来曲唑方案，“扳机”日卵泡直径若增加约 2 ~ 3 mm 时，可避免取到高比例的未成熟卵母细胞 [22, 23]。“扳机”日卵泡大小的差异是由于来曲唑可导致卵泡较早形成窦腔，因此卵巢刺激的天数与标准方案相似 [24]。对于癌症女性，来曲唑方案的促排结果实际上等于或优于标准方案。在一项评估来曲唑对癌症患者促排结局的独家研究中，我们比较了 145 例患者的周期结局，患者分别使用来曲唑联合促性腺激素治疗方案（乳腺癌，n=118）或单独使用促性腺激素治疗方案（其他癌症类型，n=24）。在调整年龄、体重指数、基线 FSH 水平和 *BRCA* 状态后，来曲唑联合促性腺激素方案获得的卵母细胞总数（95%CI 1.9 ~ 3.6；p=0.002）、成熟卵母细胞数（95%CI 0.3 ~ 1.4；p=0.028）和胚胎数（95%CI 0.7 ~ 1.4；p=0.015）均更多 [25]。

hCG“扳机”具有引起卵巢过度刺激综合征（ovarian hyperstimulation syndrome，OHSS）的风险，这可能会延迟癌症患者启动化疗的时间。此外，由于 hCG 的半衰期比内源性 LH 更长，它可以诱导内源性雌激素的产生，这在乳腺癌患者中是不利的。因此，近年来，GnRH 激动剂被临床医生广泛使用，能够更大幅度、更快地降低 E_2 水平，并且不影响周期结局 [26]。在最近的一项关于乳腺癌患者生育力保存的研究中 [27]，我们分析了 GnRH 激动剂与 hCG 触发卵母细胞成熟时的周期结局和 OHSS 的发生率，并得出结论，GnRH 激动剂能够增加成熟卵母细胞数从而改善周期结局，同时显著降低 OHSS 的发生风险。

患者如果进行关于卵巢刺激的早期咨询和转诊可能会进一步提高生育力保存的成功率。根据乳腺手术前后的转诊情况，我们分析了促排卵

周期的结果 [28]，发现与手术后转诊的女性相比，乳腺手术前转诊的女性开始化疗的时间平均提前 24 天。此外，早期的咨询和冷冻保存周期的启动，使我们能够在不延迟化疗的情况下，对多数术前转诊的患者进行连续 2 个周期的卵巢刺激，从而提高冷冻胚胎 / 卵母细胞的数量 [28, 29]。

在延迟转诊的情况下，为了防止延误癌症治疗，我们制订了随机启动卵巢刺激方案，无论月经周期的哪一天都可以启动卵巢刺激 [30]。这种方法是基于这样一个事实：即对于大多数女性而言，在周期的任何一天，无论是卵泡期还是黄体期，都有一簇卵泡发育，这些卵泡可以被刺激 [31]。根据周期的阶段和是否有大的排卵前卵泡，促性腺激素可以在给予或不给予拮抗剂的情况下随机启动。此外，对于初次就诊时处于晚卵泡期的患者，可在优势卵泡取出后再接着进行黄体期促排卵。研究发现，随机启动卵巢刺激方案的周期结果与常规方案同样有效 [30, 32]。

卵巢对刺激的反应

由于癌症与分解代谢状态的增加和营养不良有关，因此推断卵巢对刺激的反应可能会改变 [33-36]。尽管一些报告表明，与对照组相比，癌症患者对卵巢刺激的反应较低 [33, 34]，但其他报告无法证实这些发现 [35, 36]。我们最近对 10 项病例对照研究进行了荟萃分析，得出的结论是，癌症诊断与卵巢刺激的反应性降低无关，对患有乳腺癌的女性进行亚组分析也得出了类似的结果。虽然除了 *BRCA* 基因突变的女性之外，癌症诊断似乎不会导致较差的生育力保存结果，但由于该荟萃分析中所纳入的研究之间存在异质性，可能需要进一步研究 [37]。

妊娠和围产期结局

Oktay 等发表了一项截至目前最大规模的关于乳腺癌女性妊娠和围产期结局的前瞻性研究，结果表明，乳腺癌女性的妊娠率与接受 IVF 的非癌症人群的预期妊娠率相当 [38]。在该研究中，在进行了胚胎冷冻保存的 131 位女性中，有 33 位女性在取卵后平均 5.25 年（2 ~ 8.2 年）时进行了冷冻胚胎移植。其中有 17 位在胚胎移植后至少生育了一个孩子，这意味着每位尝试怀孕的女性的生育成功率为 51.5%。尽管样本量有限，但在平均 3 年多的随访后，未发现轻微或严重的胎儿畸形或发育异常。在另一项使用来曲唑作为促排卵药物的研究中，作者没有发现任何证据表明使用来曲唑促排卵会增加先天性出生缺陷 [38, 39]。由于卵母细胞取出后会在体外进行受精并冷冻保存，胚胎更是不会直接接触到来曲唑，因此，来曲唑在生育力保存过程中有可能致畸的说法是不合理的。

卵巢刺激的安全性

关于来曲唑 -IVF 方案对乳腺癌女性无复发生存率的影响，我们开展了几项研究。在第一项研究中，我们调查了使用来曲唑进行控制性卵巢刺激对乳腺癌女性生育力保存的安全性，中位随访时间为 23.4 个月（7.5 ~ 63.6 个月），结果发现，与对照组相比，乳腺癌女性进行来曲唑促排卵保存生育力后，其生存率没有降低 [40]。在第二项研究中 [41]，我们调查了来曲唑控制性卵巢刺激方案对生育力保存的长期安全性。在该研究中，120 名非转移性乳腺癌女性选择在化疗前使用来曲唑进行卵巢刺激，从而进行生育力保存，对照组为 217 名不进行生育力保存的乳腺癌女性。平均随访 5.0 ± 2.1 年后（1 ~ 13 年），两组患者的无复发生存率和复发率无明显差异。无论是否存在 *BRCA* 突变，还是乳腺手术前后进行生育力保存都不会影响生存结果。基于这些研究，同时使用来曲唑的卵巢刺激方案似乎为乳腺癌女性提供了一种安全的生育力保存的促排卵方法，但仍需要更长期的随访研究来支持这些结论。

BRCA 突变女性的特例：加速卵巢衰老

BRCA 基因通过同源重组在双链 DNA 断裂修复中发挥关键作用 [42]。2008 年，Oktay 等首次观察到携带 *BRCA* 基因突变的女性，尤其是携带 *BRCA1* 突变的女性，对卵巢刺激的反应性可能低于不携带该基因突变的女性 [43]。Oktay 实验室还表明，与对照组相比，携带 *BRCA1* 突变的女性 AMH 水平较低 [44]。多项关于携带者自然绝经年龄较早以及血清 AMH 水平较低的研究进一步证实了 *BRCA* 突变女性卵巢储备下降的发现 [44-47]。此外，我们还发现携带 *BRCA* 突变的女性卵巢组织中的原始卵泡数较少，并且她们的卵泡积累的 DNA 损伤明显高于对照组 [48]。在最近的一项研究

中，我们进一步证实了携带 *BRCA* 突变的乳腺癌女性的卵母细胞数更少；与 *BRCA* 阴性的女性相比，携带 *BRCA* 突变组获得的卵母细胞（16.4 ± 7.7 *vs.* 11.0 ± 8.0；p=0.01）和胚胎（8.2 ± 4.7 *vs.*5.1 ± 4.4，p=0.01）更少[25]。

携带 *BRCA* 突变的女性可能面临双重打击。首先，她们的卵巢储备功能本来就较低，与其他女性相比，她们化疗后出现卵巢功能不全的风险可能更高。其次，考虑到环磷酰胺和多柔比星都可以通过诱导卵母细胞中的双链 DNA 断裂（double-strand DNA breaks，DSBs）使原始卵泡受到损伤[49]，继发于 *BRCA* 突变的 DNA 修复机制受损可能导致化疗后卵泡储备损失的程度更高[50]。因此，这些女性应进一步重视通过胚胎或卵母细胞冷冻来保存其生育能力。此外，如果携带 *BRCA* 突变的女性进行胚胎冷冻保存，可以对其胚胎进行筛查，以消除这些突变向下一代的传递。最后，有更多的致病性突变在双链 DNA 断裂修复通路中被发现。目前，我们没有任何临床数据来确定它们是否也与卵巢加速衰老有关。然而，我们实验室的数据表明，基本上同一通路中的所有基因都在卵母细胞衰老中发挥关键作用，未来的研究可能会发现 *CHK1*、*PALB2*、*BRIP1* 和 *TP53* 等基因的突变也可能使患有乳腺癌的女性生育能力下降[51]。

总结

综上所述，由于乳腺癌的潜在激素敏感性以及 *BRCA* 和其他致病性突变可能使该类女性生育能力下降，患有乳腺癌的女性需要特别重视生育力保存。胚胎和卵母细胞冷冻保存是最常见的生育力保存方法，但它们通常都需要进行控制性卵巢刺激。来曲唑联合促性腺激素的卵巢刺激方案似乎对该类人群有效且安全，因为它限制了血清雌激素水平上升至标准刺激方案中的水平。随机启动卵巢刺激方案可用于化疗前时间有限的女性，其成功率与传统的卵巢刺激方案相似。未来的研究领域应该包括进一步研究芳香化酶抑制剂方案促排及胚胎移植后患者的妊娠和围产期结局，以及 *BRCA* 突变与卵巢衰老的相关性。

（Volkan Turan, Kutluk Oktay）

参考文献

1. Siegel RL, Miller KD, Jemal A. Cancer statistics, 2018. CA Cancer J Clin. 2018;68:7–30.
2. Turan V, Oktay K. Sexual and fertility adverse effects associated with chemotherapy treatment in women. Expert Opin Drug Saf. 2014;13:775–83.
3. Davies C, Pan H, Godwin J, et al. Long-term effects of continuing adjuvant tamoxifen to 10 years versus stopping at 5 years after diagnosis of oestrogen receptor-positive breast cancer: ATLAS, a randomised trial. Lancet. 2013;381(9869):805–16.
4. Bedoschi G, Oktay K. Current approach to fertility preservation by embryo cryopreservation. Fertil Steril. 2013;99:1496–502.
5. Pagani O, O'Neill A, Castiglione M, et al. Prognostic impact of amenorrhoea after adjuvant chemotherapy in premenopausal breast cancer patients with axillary node involvement: results of the International Breast Cancer Study Group (IBCSG) Trial VI. Eur J Cancer. 1998;34:632–40.
6. Jonat W, Kaufmann M, Sauerbrei W, et al. Goserelin versus cyclophosphamide, methotrexate, and fluorouracil as adjuvant therapy in premenopausal patients with node-positive breast cancer: The Zoladex Early Breast Cancer Research Association Study. J Clin Oncol. 2002;20:4628–35.
7. Goldhirsch A, Gelber RD, Castiglione M. The magnitude of endocrine effects of adjuvant chemotherapy for premenopausal breast cancer patients. The International Breast Cancer Study Group. Ann Oncol. 1990;1:183–8.
8. Tham YL, Sexton K, Weiss H, Elledge R, Friedman LC, Kramer R. The rates of chemotherapy-induced amenorrhea in patients treated with adjuvant doxorubicin and cyclophosphamide followed by a taxane. Am J Clin Oncol. 2007;30:126–32.
9. Luporsi E, Weber B. The effects of breast cancer chemotherapy on menstrual function. Proc Am Soc Clin Oncol. 1998;17:155A.. [abstr 595]
10. Samuelkutty S, Gluz O, Mohrmann S. Chemotherapy-induced amenorrhea g(CIA) in patients treated with adjuvant CEF/CMF or EC/docetaxel: analysis from a phase III randomized EC/Doc trial. Breast Cancer Res Treat. 2005;94:S105.. [abstr 2063]
11. Anderson RA, Cameron DA. Pretreatment serum anti-Müllerian hormone predicts long-term ovarian function and bone mass after chemotherapy for early breast cancer. J Clin Endocrinol Metab. 2011;96:1336–43.
12. Oktay K, Harvey BE, Partridge AH, Quinn GP, Reinecke J, Taylor HS, Wallace WH, Wang ET, Loren AW. Fertility preservation in patients with cancer: ASCO clinical practice guideline update. J Clin Oncol. 2018;36:1994–2001.
13. Pacheco F, Oktay K. Current success and efficiency of autologous ovarian transplantation: a meta-analysis. Reprod Sci. 2017;24:1111–20.
14. Oktay K, Karlikaya G. Ovarian function after transplantation of frozen, banked autologous ovarian tissue. N Engl J Med. 2000;342:1919 15 17.
15. Redig AJ, McAllister SS. Breast cancer as a systemic disease: a view of metastasis. J Intern Med. 2013;274:113–26.
16. Rodriguez-Wallberg KA, Oktay K. Fertility preservation and pregnancy in women with and without BRCA mutation-positive breast cancer. Oncologist. 2012;17:1409–17.
17. Practice Committees of American Society for Reproductive Medicine, Society for Assisted Reproductive Technology. Mature oocyte cryopreservation: a guideline. Fertil Steril. 2013;99:37–43.
18. Rienzi L, Romano S, Albricci L, et al. Embryo development of fresh 'versus' vitrified metaphase II oocytes after ICSI: a prospective randomized sibling-oocyte study. Hum Reprod. 2010;25:66–73.

19. Kushnir VA, Barad DH, Albertini DF, Darmon SK, Gleicher N. Outcomes of fresh and cryopreserved oocyte donation. JAMA. 2015;314:623–4.
20. Zheng S, Huang J, Zhou K, Zhang C, Xiang Q, Tan Z, Wang T, Fu X. 17β-Estradiol enhances breast cancer cell motility and invasion via extra-nuclear activation of actin-binding protein ezrin. PLoS One. 2011;6:e22439.
21. Oktay K, et al. Fertility preservation in breast cancer patients: IVF and embryo cryopreservation after ovarian stimulation with tamoxifen. Hum Reprod. 2003;18:90–5.
22. Oktay K, Hourvitz A, Sahin G, Oktem O, Safro B, Cil A, Bang H. Letrozole reduces estrogen and gonadotropin exposure in women with breast cancer undergoing ovarian stimulation before chemotherapy. J Clin Endocrinol Metab. 2006;91:3885–90.
23. Garcia-Velasco JA, Moreno L, Pacheco A, Guillén A, Duque L, Requena A, Pellicer A. The aromatase inhibitor letrozole increases the concentration of intraovarian androgens and improves in vitro fertilization outcome in low responder patients: a pilot study. Fertil Steril. 2005;84:82–7.
24. Hu Y, Cortvrindt R, Smitz J. Effects of aromatase inhibition on in vitro follicle and oocyte development analyzed by early preantral mouse follicle culture. Mol Reprod Dev. 2002;61:549–59.
25. Turan V, Bedoschi G, Emirdar V, Moy F, Oktay K. Ovarian stimulation in patients with cancer: Impact of letrozole and BRCA mutations on fertility preservation cycle outcomes. Reprod Sci. 2018;25:26–32.
26. Oktay K, Türkçüoğlu I, Rodriguez-Wallberg KA. GnRH agonist trigger for women with breast cancer undergoing fertility preservation by aromatase inhibitor/FSH stimulation. Reprod Biomed Online. 2010;20:783–8.
27. Reddy J, Turan V, Bedoschi G, Moy F, Oktay K. Triggering final oocyte maturation with gonadotropin-releasing hormone agonist (GnRHa) versus human chorionic gonadotropin (hCG) in breast cancer patients undergoing fertility preservation: an extended experience. J Assist Reprod Genet. 2014;31:927–32.
28. Lee S, Ozkavukcu S, Heytens E, Moy F, Oktay K. Value of early referral to fertility preservation in young women with breast cancer. J Clin Oncol. 2010;28:4683–6.
29. Turan V, Bedoschi G, Moy F, Oktay K. Safety and feasibility of performing two consecutive ovarian stimulation cycles with the use of letrozole-gonadotropin protocol for fertility preservation in breast cancer patients. Fertil Steril. 2013;100:1681–5.e1.
30. Sönmezer M, Türkçüoğlu I, Coşkun U, Oktay K. Random-start controlled ovarian hyperstimulation for emergency fertility preservation in letrozole cycles. Fertil Steril. 2011;95:2125.e9–11.
31. Oktay K, Demirtas E, Son WY, Lostritto K, Chian RC, Tan SL. In vitro maturation of germinal vesicle oocytes recovered after premature luteinizing hormone surge: description of a novel approach to fertility preservation. Fertil Steril. 2008;89:228.e19–22.
32. Cakmak H, Katz A, Cedars MI, Rosen MP. Effective method for emergency fertility preservation: random-start controlled ovarian stimulation. Fertil Steril. 2013;100:1673–80.
33. Domingo J, Guillen V, Ayllon Y, Martinez M, Munoz E, Pellicer A, Garcia Velasco JA. Ovarian response to controlled ovarian hyperstimulation in cancer patients is diminished even before oncological treatment. Fertil Steril. 2012;97:930–4.
34. Klock SC, Zhang JX, Kazer RR. Fertility preservation for female cancer patients: early clinical experience. Fertil Steril. 2010;94:149–55.
35. Almog B, Azem F, Gordon D, Pauzner D, Amit A, Barkan G, Levin I. Effects of cancer on ovarian response in controlled ovarian stimulation for fertility preservation. Fertil Steril. 2012;98:957–60.
36. Robertson AD, Missmer SA, Ginsbug ES. Embryo yield after in vitro fertilization in women undergoing embryo banking for fertility preservation before chemotherapy. Fertil Steril.

2011;95:588–91.
37. Turan V, Quinn MM, Dayioglu N, Rosen MP, Oktay K. The impact of malignancy on response to ovarian stimulation for fertility preservation: a metaanalysis. Fertil Steril. 2018;110:1347–55. https://doi.org/10.1016/j.fertnstert.2018.08.013.
38. Oktay K, Turan V, Bedoschi G, Pacheco FS, Moy F. Fertility preservation success subsequent to concurrent aromatase inhibitor treatment and ovarian stimulation in women with breast cancer. J Clin Oncol. 2015;33:2424–9.
39. Tulandi T, Martin J, Al-Fadhli R, Kabli N, Forman R, Hitkari J, et al. Congenital malformations among 911 newborns conceived after infertility treatment with letrozole or clomiphene citrate. Fertil Steril. 2006;85:1761–5.
40. Azim AA, Costantini-Ferrando M, Oktay K. Safety of fertility preservation by ovarian stimulation with letrozole and gonadotropins in patients with breast cancer: a prospective controlled study. J Clin Oncol. 2008;26:2630–5.
41. Kim J, Turan V, Oktay K. Long-term safety of letrozole and gonadotropin stimulation for fertility preservation in women with breast cancer. J Clin Endocrinol Metab. 2016;101:1364–71.
42. Oktay K, Turan V, Titus S, Stobezki R, Liu L. BRCA mutations, dna repair deficiency, and ovarian aging. Biol Reprod. 2015;93:67.
43. Oktay K, Kim JY, Barad D, Babayev SN. Association of BRCA1 mutations with occult primary ovarian insufficiency: a possible explanation for the link between infertility and breast/ovarian cancer risks. J Clin Oncol. 2010;28:240–4.
44. Titus S, Li F, Stobezki R, Akula K, Unsal E, Jeong K, Dickler M, Robson M, Moy F, Goswami S, Oktay K. Impairment of BRCA1-related DNA double-strand break repair leads to ovarian aging in mice and humans. Sci Transl Med. 2013;5:172ra21.
45. Rzepka-Górska I, Tarnowski B, Chudecka-Głaz A, Górski B, Zielińska D, Tołoczko-Grabarek A. Premature menopause in patients with BRCA1 gene mutation. Breast Cancer Res Treat. 2006;100:59–63.
46. Wang ET, Pisarska MD, Bresee C, Chen YD, Lester J, Afshar Y, Alexander C, Karlan BY. BRCA1 germline mutations may be associated with reduced ovarian reserve. Fertil Steril. 2014;102:1723–8.
47. Lin WT, Beattie M, Chen LM, Oktay K, Crawford SL, Gold EB, Cedars M, Rosen M. Comparison of age at natural menopause in BRCA1/2 mutation carriers with a non-clinic-based sample of women in northern California. Cancer. 2013;119:1652–9.
48. Lin W, Titus S, Moy F, Ginsburg ES, Oktay K. Ovarian aging in women with BRCA germline mutations. J Clin Endocrinol Metab. 2017;102:3839–47.
49. Soleimani R, Heytens E, Darzynkiewicz Z, Oktay K. Mechanisms of chemotherapy-induced human ovarian aging: double strand DNA breaks and microvascular compromise. Aging (Albany NY). 2011;3:782–93.
50. Oktay K, Moy F, Titus S, Stobezki R, Turan V, Dickler M, Goswami S. Age-related decline in DNA repair function explains diminished ovarian reserve, earlier menopause, and possible oocyte vulnerability to chemotherapy in women with BRCA mutations. J Clin Oncol. 2014;32:1093–4.
51. Frey JD, Salibian AA, Schnabel FR, Choi M, Karp NS. Non-BRCA1/2 breast cancer susceptibility genes: a new frontier with clinical consequences for plastic surgeons. Plast Reconstr Surg Glob Open. 2017;5:e1564.

第 11 章　GnRH 激动剂在乳腺癌患者生育力保存中的作用

年轻女性乳腺癌患者的生育情况

40 岁以下年轻女性乳腺癌患者在乳腺癌病例中占有很大比例，美国和加拿大等国家为 5%，拉丁美洲国家为 11%，撒哈拉以南非洲国家为 26%[1]。这些患者通常被诊断出患有更晚期的疾病[2, 3]，并且频繁接受长期侵入性的治疗会导致较多的副作用和心理压力。

卵巢早衰（premature ovarian failure，POF）是女性癌症患者化疗可能产生的副作用之一，它与不孕症的关系密切[5]。这一点越来越受到人们的关注，因为世界各地有越来越多的工薪阶层女性倾向于选择推迟怀孕[6, 7]。这一问题往往会导致患者出现心理困扰和焦虑[8-10]，并可能影响患者对治疗的选择和坚持，导致疾病治疗结局不理想[11]。最近的研究表明，在新确诊了乳腺癌的年轻女性中，约有一半患者担心因癌症治疗导致生育力和卵巢功能的丧失，也有大约一半比例的女性希望自己未来能够妊娠[8, 11-13]。然而，这些女性中，只有不到 10% 的人后来成功妊娠[14]。

目前批准的年轻乳腺癌患者生育力保存策略包括胚胎、卵母细胞和卵巢组织冷冻[15, 16]。然而，这些选择并不是普遍可行的[17]，并且不能阻止化疗引起的 POF 的发生。近年来，在化疗的同时给予促性腺激素释放激素激动剂（gonadotropin-releasing hormone agonists，GnRHa）暂时抑制卵巢功能是一种可能对绝经前患者的卵巢功能有保护作用、提高未来妊娠概率的方法[18]。虽然化疗期间 GnRHa 暂时性卵巢抑制对卵巢保护作用的机制尚未完全清楚，但现有理论表明，GnRHa 可通过阻止细胞凋亡而产生直接保护作用，以及通过诱导患者处于青春期前的激素状态而产生间接保护作用，在这种状态下卵泡保持静止，不易受到化疗毒性的影响[20]。

评估 GnRHa 对乳腺癌患者卵巢保护 / 生育力保护作用的随机对照试验

迄今为止，已有 14 项随机对照试验研究了 GnRHa 对年轻乳腺癌患者暂时性卵巢抑制的保护作用。表 11.1 总结了这些研究，患者的平均年龄从 29.9 岁到 46 岁不等，大多数研究中，患者的平均年龄接近 40 岁。最常用的是以蒽环类化疗药物和环磷酰胺为基础的化疗方案，8 项研究使用了戈舍瑞林，5 项研究使用了曲普瑞林，1 项研究使用了醋酸亮丙瑞林。

在评估 GnRHa 作为一种卵巢保护策略的有效性方面，这些研究之间的一些主要差异为 POF 的定义和每项研究所使用的评估时间点。大多数研究使用出现闭经作为 POF 的定义，评价时间为 6 ~ 36 个月不等 [21-28]。其他一些研究将 POF 定义为在 12 ~ 24 个月内出现闭经和 FSH 和 / 或 E_2 达到绝经期水平 [29-33]，也有一项研究将评估时间延长至 72 个月 [34]。另外，还有一项研究将 POF 定义为出现闭经并且在 8 个月内没有恢复排卵 [35]。

GnRHa 对 POF 的影响

在评估 GnRHa 对 POF 影响的 14 项随机对照试验中，有 10 项研究显示，对于绝经前患者，在化疗的同时给予 GnRHa，对卵巢功能具有一定保护作用。值得注意的是，在 4 项最大规模的研究（包括 200 多名患者）中有 3 项研究显示，给予 GnRHa 的患者发生 POF 的风险显著降低。具体而言，3 项最大试验 [31-33] 的研究结果非常相似，POF 发生风险降低了 15%，在接受化疗同时应用 GnRHa 的患者中，化疗引起的 POF 发生率降低至不到 10%。

使用 GnRHa 后的妊娠率

迄今为止，很少有研究探讨 GnRHa 作为一种生育力保护策略的作用。样本量小和随访时间短可能会造成治疗后妊娠数据的缺乏。仅有 6 项研究报道了 GnRHa 治疗后的妊娠率 [23, 25, 26, 31-33]，其中只有 1 项研究将该结果确定为预先计划的次要终点 [32]。其中 4 项研究报告 GnRHa 组的妊娠率更高。然而，只有其中 1 项研究产生了具有统计学意义的结果。

表 11.1 评估乳腺癌患者化疗期间使用 GnRHa 的随机临床研究

作者	POF 的定义和评估的时间点	治疗方案	CT 方案	周期	患者数	平均年龄（岁）	主要结果（POF、妊娠）	主要结果（DFS、OS）
Li 等（2008）	闭经 12 个月	CT ± 戈舍瑞林	AC 或 AC-D	4	31 32	40 39	POF：32.1% *vs*.53.1%（p=0.027）	
Badawy 等（2009）	闭经 8 个月且未恢复排卵	CT ± 戈舍瑞林	FAC	6	39 39	30 29.2	POF：11.4% *vs*. 66.6%（p< 0.001）	
Sverrisdottir A 等 2009	闭经 36 个月	CT ± 戈舍瑞林（± 他莫昔芬）	CMF	6	51 43	45 45~46	POF：64%（93%）*vs*. 90%（87%）（p= 0.006）	
Del Mastro 等（2011）Lambertini 等（2015）（PROMISE-GIM6）	闭经和 FSH、E_2 达到绝经期水平 12 个月	CT ± 曲普瑞林	CMF, E-CMF, EP-CMF, ED-CMF, AC, EC, FEC, AC-D, EC-D, EC-P, FEC-P, FEC-D 或 ED	4~8	148 133	39 39	POF：8.9% *vs*. 25.9%（p< 0.001） 妊娠：8 *vs*. 3（p=0.20）	DFS 事件：36 *vs*.29（5 年 DFS 80.5% *vs*. 83.7%）（p=0.52）
Gerber 等（2011）	闭经 6 个月	CT ± 戈舍瑞林	FEC-T, EC-T, FEC, FAC, TAC, FEC-GEM	6~8	30 30	35 38.5	POF：30% *vs*. 43.3%（p=0.142） 妊娠：1 *vs*.1	
Sun 等（2011）	闭经 12 个月	CT ± 戈舍瑞林	NR	NR	11 10	38 37	POF：27.3% *vs*. 50%（p=0.039）	

（续）

作者	POF 的定义和评估的时间点	治疗方案	CT 方案	周期	患者数	平均年龄（岁）	主要结果（POF、妊娠）	主要结果（DFS、OS）
Munster 等（2012）	闭经 24 个月	CT ± 曲普瑞林	AC, AC-P, FEC 或 FAC	4~8	27 22	39 38	POF：15% *vs.* 14%（p=0.32） 妊娠：0 *vs.*2	
Elgindy 等（2013）	闭经 12 个月	CT + 曲普瑞林 ± GnRH 拮抗剂 CT	FAC	6	50 50	33 32	POF：20%/16% *vs.* 20%/20%（p=1.00/p =0.71） 妊娠：2 *vs.*1	
Song 等（2013）	闭经和 FSH、E_2 达到绝经期水平 12 个月	CT ± 醋酸亮丙瑞林	AC 或 AC-D	4～6	89 94	40.3 42.1	POF：16.9% *vs.* 28.7%（p< 0.01）	
Jiang 等（2013）	闭经	CT ± 曲普瑞林	NR	NR	10 11		POF：10.0% *vs.* 45.5%（p=0.05）	
Karimi-Zarchi 等（2014）	闭经 6 个月	CT ± 曲普瑞林	TAC	NR	21 21	37	POF：9.5% *vs.* 66.7%（p<0.001）	
Leonard 等（2017）（OPTION）	闭经和 FSH 达到绝经期水平 12～24 个月	CT ± 戈舍瑞林	CAF，CAF-T，CEF，CEF-T	6～8	103 118	37.9 38.8	POF：18.5% *vs.* 34.8%（p=0.048） 妊娠：7 *vs.*5	OS 事件：9 *vs.*15

（续）

作者	POF 的定义和评估的时间点	治疗方案	CT 方案	周期	患者数	平均年龄（岁）	主要结果（POF、妊娠）	主要结果（DFS、OS）
Zhang 等（2018）	闭经和 FSH 和 E_2 达到绝经期水平 36～72 个月	CT ± 戈舍瑞林	NR	NR	108 108	37.5 39	POF：23.1% *vs.* 22.8%（*p*=0.969）	DFS 事件：23 *vs.* 17（5 年 DFS: 78.2% *vs.* 84.5%）（*p*=0.293） OS 事件：7 *vs.* 5（5 年 OS: 96.0% *vs.*95.3%）（*p*=0.516）
Moore 等（2019）（POEMS/SWOG S0230）	闭经和 FSH 达到绝经期水平 24 个月	CT ± 戈舍瑞林	AC、CAF、TAC、CEF、AC-T，或 CMF	NR	105 113	37.6 38.7	POF：8% *vs.* 22%（*p*=0.04） 妊娠：23.1% *vs.* 12.2%（*p*=0.04）	DFS 事件：12 *vs.* 23（5 年 DFS：88.1% *vs.* 78.6%）（*p*=0.09） OS 事件：8 *vs.* 18（5 年 OS：91.7% *vs.*83.1%）（*p*=0.06）

GnRHa：促性腺激素释放激素激动剂，AC：阿霉素和环磷酰胺，AC-D：AC+ 多烯紫杉醇，FAC：5- 氟尿嘧啶、阿霉素和环磷酰胺，CMF: 环磷酰胺、甲氨蝶呤和 5- 氟尿嘧啶，E-CMF：表柔比星 +CMF，EP-CMF：表柔比星、紫杉醇 +CMF，ED-CMF：表柔比星、多烯紫杉醇 +CMF, EC：表柔比星和环磷酰胺，FEC：5- 氟尿嘧啶、表柔比星和环磷酰胺，AC/EC-D：AC/EC+ 多烯紫杉醇，EC-P：EC+ 紫杉醇，FEC-P：FEC+ 紫杉醇，FEC-D：FEC+ 多烯紫杉醇，ED：表柔比星和多烯紫杉醇，FEC-T：FEC+ 紫杉烷，EC-T：EC+ 紫杉烷，TAC：多烯紫杉醇、阿霉素和环磷酰胺，FECGEM：FEC+ 吉西他滨，AC-P：AC+ 紫杉醇，CAF：环磷酰胺、阿霉素、氟尿嘧啶，CAF-T：CAF+ 紫杉烷，CEF：环磷酰胺、表柔比星、氟尿嘧啶，CEF-T：CEF+ 紫杉烷，CT：化疗，POF：卵巢早衰，DFS：无病生存率，OS：总生存率，NR：未报道

在包括 218 例患者的 POEM/SWOG S0230 研究中，GnRHa 组的 5 年累积妊娠率为 23.1%，而单纯化疗组为 12.2%（OR 2.34；95%CI 1.07~5.11；p=0.03）。值得注意的是，妊娠患者比未妊娠患者更年轻（中位年龄：32.9 岁 *vs.* 39.6 岁，p<0.001）。此外，与单纯化疗组相比，GnRHa 组更多的患者成功分娩了一个或多个婴儿（18 *vs.*12，p=0.05）[32]。

乳腺癌患者使用 GnRHa 的远期结局

截至目前，有 3 项随机对照试验报告了化疗期间同时接受 GnRHa 治疗的乳腺癌患者的无病生存率（disease-free survival，DFS）。在 POEMS/SWOG S0230 试验中，GnRHa 组的 5 年 DFS 为 88.1%，而单纯化疗组为 78.6%（HR 0.55；95%CI 0.27 ~ 1.10；p=0.09）。此外，GnRHa 组的 5 年总生存率（overall survival，OS）为 91.7%，而单纯化疗组为 83.1%（HR 0.45；95%CI 0.19 ~ 1.04；p=0.06）。在 PROMISE 研究 [31] 和 Zhang 等最近发表的随机对照试验中也观察到了类似的 5 年随访结局 [34]。

对当前证据的批判性分析

到目前为止，已有 8 项 meta 分析总结了现有的随机对照试验的结果，这些试验旨在评估化疗期间使用 GnRHa 抑制卵巢功能以保护卵巢和保留生育能力的临床疗效 [36-43]（表 11.2）。结果一致表明，GnRHa 联合化疗的共同给药方案显著降低了化疗引起 POF 的风险。

在最近的稳健 meta 分析中，Lambertini 等分析了个体患者水平的数据，包括 5 项随机对照试验和 873 名患者，他们发现 GnRHa 组 363 例患者中有 51 例（14.1%）发生 POF，而对照组 359 例患者中有 111 例（30.9%）发生 POF（OR 0.38；95%CI 0.26~0.57；p<0.001）。值得注意的是，只有 GnRHa 治疗（OR 0.38；95%CI 0.26~0.57；p<0.001）、和诊断时年龄较小（OR 0.35；95%CI 0.24~0.52；p<0.001）与化疗引起的 POF 风险显著降低相关 [36]。此外，GnRHa 组和对照组分别有 10.3% 和 5.5% 的患者至少有过一次治疗后妊娠（IRR 1.83；95%CI 1.06~3.15；p=0.030）[39]。

另外，使用 GnRHa 与潮热和盗汗的发生率显著升高相关，尽管多数为 1 级或 2 级强度 [30-32]。因此在使用这些药物时，应该考虑到这一点。

表 11.2 评估乳腺癌患者化疗期间使用 GnRHa 抑制卵巢功能的荟萃分析

作者	纳入的 RCT 数量	患者数	主要结果
Yang 等（2013）	5	528	POF：RR 0.40，95%CI 0.21～0.75 妊娠：RR 0.96，95%CI 0.20～4.56
Wang 等（2013）	7	677	POF：OR 2.83，95%CI：1.52～5.25
Shen 等（2015）	11	1062	POF：30% *vs*.45%；OR 2.57，95%CI 1.65～4.01，$p<0.0001$ 妊娠：26（9%）*vs*.16（6%）；OR 1.77，95%CI 0.92～3.40，p=0.09
Lambertini 等（2015）	12	1231	POF：19% *vs*.34%；OR 0.36，95%CI 0.23～0.57，$p<0.001$ 妊娠：33（9%）*vs* 19（6%）；OR 1.83，95%CI 1.02～3.28，p=0.041 DFS HR 1.00，95%CI 0.49～2.04，p=0.939
Munhoz 等（2016）	7	856	6 个月时的 POF：26% *vs*.43%；OR 2.41，95%CI 1.40～4.15 12～24 个月时的 POF：26% *vs*. 37%；OR 1.85, 95%CI 1.33～2.59 妊娠：OR 1.85，95%CI 1.02～3.36
Silva 等（2016）	7	1002	POF：26% *vs*. 39%；OR 2.03，95%CI 1.18～3.47
Bai 等（2017）	15	1540	POF：23% *vs*. 43%；OR 1.36，95%CI 1.19～1.56 妊娠：34（7%）*vs*. 19（4%）；OR 1.90，95%CI 1.06～3.41
Lambertini 等（2018）	5	873	POF：14% *vs*.31%；OR 0.38，95%CI 0.26～0.57 妊娠：37（10%）*vs*. 20（6%）；IRR 1.83，95%CI 1.06～3.15

GnRHa：促性腺激素释放激素激动剂，RCT：随机对照试验，POF：卵巢早衰，RR：相对风险，OR：比值比，CI：置信区间，DFS：无病生存率

虽然现有的数据支持考虑使用 GnRHa 来降低 POF 的风险，但当前的证据存在一些局限性，在向年轻女性提供生育保护方法咨询时应考虑到这些局限性，包括在不同的研究中使用不同的 POF 定义和随访时间较短，因此难以确定 GnRHa 对卵巢功能和生育能力保护的长期影响。此外，之

前的研究表明，接受化疗的女性一定会提前绝经[44]，但同时给予 GnRHa 是否能避免这种现象仍是未知的。值得注意的是，在所有评估 GnRHa 作用的随机对照试验中，主要终点是基于月经恢复（即 1 个或 2 个连续的月经周期），但没有后续随访来评估月经恢复的持久性。最后，没有一项随机对照试验报告 GnRHa 对卵巢储备和抗米勒管激素（AMH）水平的影响。如果有这类数据的支持，GnRHa 应用作为一种保护卵巢功能和生育能力的可靠方法将会更令人信服。

国际指南和建议

一些国际指南已经将 GnRHa 用于保护接受化疗的年轻乳腺癌患者生育能力的一种方法（表 11.3）。根据 2017 年发布的欧洲肿瘤学院 - 欧洲肿瘤内科学会（European School of Oncology -European Society for Medical Oncology，ESO-ESMO）第 3 版《年轻女性乳腺癌国际指南共识》（BCY3），当 GnRHa 与辅助化疗同时使用时，可以保护卵巢功能，降低提前绝经的风险，增加其未来生育的机会，医生应该与所有对保留生育力感兴趣且适合化疗的患者进行讨论，无论肿瘤亚型如何[15]。

另一个欧洲组织——意大利肿瘤医学协会（Association of Medical Oncology，AIOM）在分析了目前的证据后，也得出了类似的结论。AIOM 指出，化疗期间使用 GnRHa 进行暂时性卵巢抑制应该推荐给所有

表 11.3　当前的临床指南和主要建议

国际指南	建议
ESO-ESMO（BCY3） Paluch-Shimon et al（2017）	在辅助化疗的同时使用 GnRHa 应根据具体情况进行讨论，以保护卵巢功能和生育能力
AIOM Lambertini 等（2017）	应向所有对卵巢功能和（或）生育力保护感兴趣的接受化疗的绝经前乳腺癌患者，推荐在化疗期间使用 GnRHa 进行暂时性卵巢抑制
ASCO 指南 Oktay 等（2018）	关于使用 GnRHa 及其他卵巢抑制方法进行生育力保护的研究结论不统一。然而，当卵母细胞、胚胎或卵巢组织冷冻保存等生育力保存方法不可行时，可以向患有乳腺癌的年轻女性提供 GnRHa，以期降低化疗引起的卵巢功能不全的风险

GnRHa：促性腺激素释放激素激动剂

对保护卵巢功能和（或）生育能力感兴趣的绝经前乳腺癌患者，因为该策略将发生 POF 的风险降低了约 50%，且这种治疗的可能危害是已知的，并且在临床上与预期益处相比，获益大于风险 [45]。

然而，美国临床肿瘤学会（Association of Medical Oncology，ASCO）的指南则更为保守，指出当已证实生育力保存方法不可行时，可以向患者提供 GnRHa，以期降低化疗引起的卵巢功能不全的风险，但不应使用 GnRHa 替代已经被证实的生育力保存方法 [16]。

医生的认知和当前的应用情况

到目前为止，关于医生对年轻乳腺癌患者生育咨询的态度和认知的信息有限。一项包括约 250 名主要来自欧洲的乳腺癌专家的大型调查 [46] 显示，在开始对患者治疗之前，他们通常会和患者讨论治疗引起 POF 和不孕的风险 [46]。在拉丁美洲进行的另一项调查也报告了同样的观察结果，该调查显示，近 80% 的医生在制订治疗计划时考虑了患者对保留生育力的兴趣 [47]。

在 2 项来自欧洲的调查中，至少 80% 的医生认为，在化疗期间使用 GnRHa 进行卵巢抑制是最推荐的保留生育力的策略 [46, 48]。然而，一项来自墨西哥的调查结果并非如此，其中只有 41% 的医生认为在化疗过程中使用 GnRHa 是安全的 [47]。这突显了在世界不同地区对应用 GnRHa 作为一种生育力保护可靠手段的认同上存在差异。有关患者对生育力保存策略的选择，意大利妊娠与生育研究（PREgnancy and FERtility，PREFER）的前期阶段研究结果显示，在 92 名 40 多岁确诊的受访患者中，86 名患者（93.5%）在接受化疗期间积极采取措施进行了卵巢功能和（或）生育力保护，75 名患者（81.5%）通过使用 GnRHa 暂时抑制卵巢功能，10 名患者（10.9%）使用 GnRHa 联合冷冻保存的策略，1 名患者（1.1%）仅采用了冷冻保存策略 [49]。

在日常实践中使用 GnRH 所面临的挑战

尽管有证据表明，化疗时同时使用 GnRHa 是乳腺癌患者生育力保护的可行性选择，但仍有一些问题限制了它的使用。

研究表明，肿瘤学家在对患者进行影响生育的治疗之前，有时并没有向患者提供相应的信息[50, 51]。医生对不孕风险告知情况不一致的可能原因包括：年轻女性中晚期乳腺癌病例的比例高，如果进行生育力保存，可能会延迟癌症治疗的时间，缺乏了解全身治疗对生育能力的影响，以及担心怀孕对乳腺癌预后产生影响[17]。另一项研究表明，阻碍生育力保存的主要因素包括：患者的相关因素（包括年龄、社会地位、教育、家庭关系、现有子女和癌症预后）、缺乏与专业生殖中心的合作、癌症治疗团队对可能延迟化疗的排斥、对生育力保存技术了解不足，以及癌症治疗团队不建议乳腺癌患者妊娠或进行控制性卵巢刺激[46]。

此外，由于生育力保存的操作通常不在医疗保险范围内，化疗期间使用 GnRHa 6 个月的费用约为 1000 美元，这对患者来说是一笔重大的自付费用[17]。一项对肿瘤生育联盟全球合作伙伴网络成员的调查显示，最常见的阻碍生育力保存的原因为医疗保险的缺乏和患者沉重的经济负担（均为 62%）[52]。因此，在生育力保存取决于个人负担能力的国家，癌症患者获得生育力保存的机会可能仍然很低[17]。

目前，意大利卫生部和澳大利亚药物福利计划已批准癌症女性在化疗期间使用 GnRHa 进行为期 6 个月的治疗，以保护患者的卵巢功能和生育力[45, 49]。此外，实施专门针对年轻乳腺癌患者的支持计划可以帮助解决重要的生活质量问题，例如未来怀孕的愿望，并促进患者和医疗团队制订生育力保存的策略[53-55]。

结论

GnRHa 联合化疗可降低 POF 的发生，并可能增加未来怀孕的机会。根据目前的研究数据，我们认为使用 GnRHa 可作为生育力保护的一种选择，尤其是在生育力保存的标准策略不易实施的情况下。然而，虽然 GnRHa 联合化疗的患者被报道妊娠率似乎更高，但绝对数字仍然很低，需要更多的研究来支持这一结论。

（CynthiaVillarreal-Garza, Edna A. Lopez-Martinez, Hatem A. Azim Jr）

参考文献

1. Ferlay J, Soerjomataram I, Ervik M, Dikshit R, Eser S, Mathers C, Rebelo M, Parkin DM, Forman D, Bray F. GLOBOCAN 2012 v1.0, cancer incidence and mortality worldwide: IARC CancerBase No. 11. Lyon, France: International Agency for Research on Cancer; 2013.. http://globocan.iarc.fr/
2. Collins LC, Marotti JD, Gelber S, Cole K, Ruddy K, Kereakoglow S, et al. Pathologic features and molecular phenotype by patient age in a large cohort of young women with breast cancer. Breast Cancer Res Treat. 2012;131(3):1061–6.
3. Partridge AH, Hughes ME, Ottesen RA, Wong YN, Edge SB, Theriault RL, et al. The effect of age on delay in diagnosis and stage of breast cancer. Oncologist. 2012;17(6):775–82.
4. Poggio F, Levaggi A, Lambertini M. Chemotherapy-induced premature ovarian failure and its prevention in premenopausal breast cancer patients. Expert Rev Quality Life Cancer Care. 2016;1(1):5e7.
5. ESHRE Guideline Group on POI, Webber L, Davies M, et al. ESHRE Guideline: management of women with premature ovarian insufficiency. Hum Reprod. 2016;31(5):926–37.
6. Sawe BE. Countries with the oldest average mother's age at first birth. 15 Aug. 2016. www.worldatlas.com/articles/countries-with-the-highest-mother-s-mean-age-at-first-birth.html.
7. Mathews TJ, Hamilton BE. Mean age of mothers is on the rise: United States, 2000–2014. NCHS Data Brief. 2016;232:1e8.. http://www.ncbi.nlm.nih.gov/pubmed/26828319.
8. Partridge AH, Gelber S, Peppercorn J, et al. Web-based survey of fertility issues in young women with breast cancer. J Clin Oncol. 2004;22(20):4174–83.
9. Villarreal-Garza C, Aguila C, Magallanes-Hoyos MC, et al. Breast cancer in young women in Latin America: an unmet, growing burden. Oncologist. 2013;18(12):1298–306.
10. Villarreal-Garza C, Platas A, Bargalló-Rocha JE, et al. Cáncer de mama en mujeres jóvenes: Experiencia en el Instituto Nacional de Cancerología. Rev Mex Mastol. 2015;5(1):12–7.
11. Ruddy KJ, Gelber SI, Tamimi RM, Ginsburg ES, Schapira L, Come SE, et al. Prospective study of fertility concerns and preservation strategies in young women with breast cancer. J Clin Oncol. 2014;32(11):1151e6.
12. Letourneau JM, Ebbel EE, Katz PP, et al. Pretreatment fertility counseling and fertility preservation improve quality of life in reproductive age women with cancer. Cancer. 2012;118:17 10–7.
13. Villarreal-Garza C, Martinez-Cannon BA, Platas A, et al. Fertility concerns among breast cancer patients in Mexico. Breast. 2017;33:71–5.
14. Litton JK. Breast cancer and fertility. Curr Treat Options Oncol. 2012;13:137–45.
15. Paluch-Shimon S, Pagani O, Partridge AH, et al. ESO-ESMO 3rd international consensus guidelines for breast cancer in young women (BCY3). Breast. 2017;35:203–17.
16. Oktay K, Harvey BE, Partridge AH, et al. Fertility preservation in patients with cancer: ASCO clinical practice guideline update. J Clin Oncol. 2018;36(19):1994–2001.
17. Lambertini M, Goldrat O, Barragan-Carrillo R, et al. Viable options for fertility preservation in breast cancer patients: a focus in Latin America. Rev Invest Clin. 2017;69:103–13.
18. Lambertini M, Goldrat O, Clatot F, et al. Controversies about fertility and pregnancy issues in young breast cancer patients: current state of the art. Curr Opin Oncol. 2017;29:243–52.
19. Gründker C, Emons G. Role of gonadotropin-releasing hormone (GnRH) in ovarian cancer. Reprod Biol Endocrinol. 2003;1:65.
20. Chapman RM, Sutcliffe SB. Protection of ovarian function by oral contraceptives in women receiving chemotherapy for Hodgkin's disease. Blood. 1981;58:849–51.
21. Li M, Huang H, Liang Y, Tan J, Lin D. Effect of Zoladex administered before chemotherapy on menstruation of patients with breast cancer. Chin J Clin Oncol. 2008;35:905–7.
22. Sverrisdottir A, Nystedt M, Johansson H, Fornander T. Adjuvant goserelin and ovarian pres-

ervation in chemotherapy treated patients with early breast cancer: results from a randomized trial. Breast Cancer Res Treat. 2009;117:561–7.
23. Gerber B, von Minckwitz G, Stehle H, Reimer T, Felberbaum R, Maass N, et al. Effect of luteinizing hormone-releasing hormone agonist on ovarian function after modern adjuvant breast cancer chemotherapy: the GBG 37 ZORO study. J Clin Oncol. 2011;29:2334–41.
24. Sun J, Ren Y, Li W. Effect of Zoladex administered before chemotherapy on menstruation of patients with breast cancer. China Disabil Med. 2011;19:15–6.. n.d
25. Munster PN, Moore AP, Ismail-Khan R, Cox CE, Lacevic M, Gross-King M, et al. Randomized trial using gonadotropin-releasing hormone agonist triptorelin for the preservation of ovarian function during (neo)adjuvant chemotherapy for breast cancer. J Clin Oncol. 2012;30:533–8.
26. Elgindy EA, El-Haieg DO, Khorshid OM, Ismail EI, Abdelgawad M, Sallam HN, et al. Gonadatrophin suppression to prevent chemotherapy-induced ovarian damage: a randomized controlled trial. Obstet Gynecol. 2013;121:78–86.
27. Jiang FY, Zhang QQ, Zeng J. Protective effect of GnRHa on chemotherapy Induced ovarian damage in breast cancer patients. Shandong Med J. 2013;53(8):16–8.
28. Karimi-Zarchi M, Forat-Yazdi M, Vafaeenasab MR, Nakhaie-Moghadam M, Miratashi-Yazdi A, Teimoori S, et al. Evaluation of the effect of GnRH agonist on menstrual reverse in breast cancer cases treated with cyclophosphamide. Eur J Gynaecol Oncol. 2014;35:59–61.
29. Song G, Gao H, Yuan Z. Effect of leuprolide acetate on ovarian function after cyclophosphamide-doxorubicin-based chemotherapy in premenopausal patients with breast cancer: results from a phase II randomized trial. Med Oncol. 2013;30:667.
30. Del Mastro L, Boni L, Michelotti A, Gamucci T, Olmeo N, Gori S, et al. Effect of the gonadotropin-releasing hormone analogue triptorelin on the occurrence of chemotherapy-induced early menopause in premenopausal women with breast cancer: a randomized trial. JAMA. 2011;306:269–76.
31. Lambertini M, Boni L, Michelotti A, Gamucci T, Scotto T, Gori S, et al. Ovarian suppression with triptorelin during adjuvant breast cancer chemotherapy and long-term ovarian function, pregnancies, and disease-free survival: a randomized clinical trial. JAMA. 2015;314:2632–40.
32. Moore HCF, Unger JM, Phillips K-A, Boyle F, Hitre E, Porter D, et al. Final analysis of the prevention of early menopause study (POEMS)/SWOG intergroup S0230. JNCI J Natl Cancer Inst. 2019;111(2):djy185.
33. Leonard RCF, Adamson DJA, Bertelli G, Mansi J, Yellowlees A, Dunlop J, et al. GnRH agonist for protection against ovarian toxicity during chemotherapy for early breast cancer: the Anglo Celtic Group OPTION trial. Ann Oncol. 2017;28:1811–6.
34. Zhang Y, Ji Y, Li J, Lei L, Wu S, Zuo W, et al. Sequential versus simultaneous use of chemotherapy and gonadotropin-releasing hormone agonist (GnRHa) among estrogen receptor (ER)-positive premenopausal breast cancer patients: effects on ovarian function, disease-free survival, and overall survival. Breast Cancer Res Treat. 2018;168:679–86.
35. Badawy A, Elnashar A, El-Ashry M, Shahat M. Gonadotropin-releasing hormone agonists for prevention of chemotherapy-induced ovarian damage: prospective randomized study. Fertil Steril. 2009;91:694–7.
36. Lambertini M, Ceppi M, Poggio F, Peccatori FA, Azim HA, Ugolini D, et al. Ovarian suppression using luteinizing hormone-releasing hormone agonists during chemotherapy to preserve ovarian function and fertility of breast cancer patients: a meta-analysis of randomized studies. Ann Oncol. 2015;26:2408–19.
37. Bai F, Lu Y, Wu K, Chen Q, Ding L, Ge M, et al. Protecting effects of gonadotropin releasing hormone agonist on chemotherapy-induced ovarian damage in premenopausal breast cancer patients: a systematic review and meta-analysis. Breast Care. 2017;12:48–52.
38. Munhoz RR, Pereira AAL, Sasse AD, Hoff PM, Traina TA, Hudis CA, et al. Gonadotropin-releasing hormone agonists for ovarian function preservation in premenopausal women under-

going chemotherapy for early-stage breast cancer: a systematic review and metaanalysis. JAMA Oncol. 2016;2:65–73.
39. Lambertini M, Moore HCF, Leonard RCF, Loibl S, Munster P, Bruzzone M, et al. Gonadotropin-releasing hormone agonists during chemotherapy for preservation of ovarian function and fertility in premenopausal patients with early breast cancer: a systematic review and meta-analysis of individual patient-level data. J Clin Oncol. 2018;36:1981–90.
40. Shen Y-W, Zhang X-M, Lv M, Chen L, Qin T-J, Wang F, et al. Utility of gonadotropinreleasing hormone agonists for prevention of chemotherapy-induced ovarian damage in premenopausal women with breast cancer: a systematic review and meta-analysis. OncoTargets Ther. 2015;8:3349–59.
41. Yang B, Shi W, Yang J, Liu H, Zhao H, Li X, et al. Concurrent treatment with gonadotropin-releasing hormone agonists for chemotherapy-induced ovarian damage in premenopausal women with breast cancer: a meta-analysis of randomized controlled trials. Breast. 2013;22:150–7.
42. Wang C, Chen M, Fu F, Huang M. Gonadotropin-releasing hormone analog cotreatment for the preservation of ovarian function during gonadotoxic chemotherapy for breast cancer: a meta-analysis. PLoS One. 2013;8:e66360.
43. Silva C, Caramelo O, Almeida-Santos T, Ribeiro Rama AC. Factors associated with ovarian function recovery after chemotherapy for breast cancer: a systematic review and meta-analysis. Hum Reprod. 2016;31:2737–49.
44. Azim HA Jr, Davidson NE, Ruddy KJ. Challenges in treating premenopausal women with endocrine-sensitive breast cancer. Am Soc Clin Oncol Educ Book. 2016;35:23–32.
45. Lambertini M, Cinquini M, Moschetti I, et al. Temporary ovarian suppression during chemotherapy to preserve ovarian function and fertility in breast cancer patients: a GRADE approach for evidence evaluation and recommendations by the Italian Association of Medical Oncology. Eur J Cancer. 2017;71:25e33.
46. Lambertini M, Di Maio M, Pagani O, et al. The BCY3/BCC 2017 survey on physicians' knowledge, attitudes and practice towards fertility and pregnancy-related issues in young breast cancer patients. The Breast. 2018;42:41–9.
47. Villarreal-Garza CM, Barragan-Carillo R, Bargallo-Rocha JE, et al. Physicians' knowledge and attitudes towards fertility preservation in Mexican young breast cancer patients. Cancer Res. 2018;78(4 Suppl). P6-11-09.
48. Biglia N, Torrisi R, D'Alonzo M, Codacci Pisanelli G, Rota S, Peccatori FA. Attitudes on fertility issues in breast cancer patients: an Italian survey. Gynecol Endocrinol. 2015;31(6):458e64.
49. Lambertini M, Fontana V, Massarotti C, et al. Prospective study to optimize care and improve knowledge on ovarian function and/or fertility preservation in young breast cancer patients: Results of the pilot phase of the PREgnancy and FERtility (PREFER) study. The Breast. 2018;41:51–6.
50. Snyder KA, Pearse W. Discussing fertility preservation options with patients with cancer. JAMA. 2011;306:202–3.
51. Duffy CM, Allen SM, Clark MA. Discussions regarding reproductive health for young women with breast cancer undergoing chemotherapy. J Clin Oncol. 2005;23:766–73.
52. Rashedi AS, De Roo SF, Ataman LM, et al. Survey of fertility preservation options available to patients with cancer around the globe. J Glob Oncol. 2018;4:1–16.
53. Cohen L, Hamer J, Helwig C, et al. Formal evaluation of PYNK: breast cancer program for young women-the patient perspective. Curr Oncol Tor Ont. 2016;23:e102–8.
54. Villarreal-Garza C, Castro-Sanchez A, Platas A, et al. "Joven & Fuerte": program for young women with breast cancer in Mexico—initial results. Rev Invest Clin. 2017;69:223–8.
55. Villarreal-Garza C, Platas A, Bargallo-Rocha JE, et al. Characterization of young Mexican patients with breast cancer who underwent oocyte/embryo preservation. The Breast. 2018;41:S9.

第 12 章 *BRCA* 种系突变乳腺癌患者的生育力和妊娠咨询

引言

不考虑家族史的情况下，在 40 岁以下确诊乳腺癌的病例中，约 12% 是继发于乳腺癌易感基因 *BRCA1* 或 *BRCA2* 种系有害突变的遗传性肿瘤[1,2]。由于患乳腺肿瘤、卵巢癌和其他恶性肿瘤终身累积风险较高[3]，携带 *BRCA* 种系有害突变对患者肿瘤的预防、诊断和治疗有重大影响。值得注意的是，这部分患者在年轻时（40～45 岁之前）接受降低风险的输卵管 - 卵巢切除术对患者的生育力和生育计划有直接的负面影响[4]。

根据现有的指南，所有 40 岁以下被诊断患有乳腺癌的年轻女性在开始治疗前都应该进行遗传咨询，并至少进行 *BRCA1* 和 *BRCA2* 基因的检测[5]。此外，由于快速多基因组合测序技术近期在种系风险评估中的广泛应用[6]，预计越来越多的乳腺癌患者将在肿瘤生殖咨询时了解到自己的 *BRCA* 基因状态或是否携带潜在有害突变的其他易感基因的可能。因此，对于患有 *BRCA* 突变乳腺癌的年轻女性以及患有其他遗传性癌症综合征的患者，应该提高对生育和妊娠相关问题的认知和重视。

基于这些患者的特殊性和需求，以及关于生育力保存策略的实施和抗癌治疗结束后妊娠安全性的有限证据，对于新诊断出 *BRCA* 突变乳腺癌的年轻女性来说，肿瘤生育咨询尤其复杂[7]。本章旨在回顾携带 *BRCA* 种系有害突变对这些女性生殖潜能影响的证据，并讨论如何更好地处理年轻 *BRCA* 突变乳腺癌患者关于生育和妊娠相关的肿瘤生育咨询。

携带*BRCA*突变对卵巢储备和生育力的影响

在过去的10年中，人们越来越关注携带*BRCA*突变对女性卵巢储备和生育力的潜在负面影响[8]。

实验研究表明，*BRCA1*基因在人类生殖细胞和囊胚中表达，可能参与配子发生和胚胎的形成过程[9, 10]。在携带*BRCA1*突变的小鼠中观察到较低的卵巢储备[11]。同样，在*BRCA2*突变小鼠中观察到可完成减数分裂的卵母细胞较少，且细胞核异常的发生率更高[12, 13]。

此外，DNA双链断裂（DNA double-strand breaks，DSBs）修复通路似乎也通过保护卵巢免受基因毒性应激而在卵巢衰老过程中发挥关键作用[11, 14-16]。例如，由*BRCA*基因突变导致DSBs修复通路受损时，DSBs在卵母细胞中积累，可能会加速卵巢储备功能的下降[11]。

然而，尽管实验数据强有力地支持上述生物学原理，但考虑到在这方面存在着相互矛盾的临床发现，依据这一证据为患者提供咨询仍然很困难。几项研究调查了携带*BRCA*种系有害突变的健康女性的生殖结局（胎次、绝经年龄、不孕症）和生物学参数（AMH水平、卵泡密度和DNA损伤）[7, 17-20]。大多数研究未显示*BRCA*携带者和非携带者在生殖结局上有显著差异。然而，一些研究表明，携带1个*BRCA*突变的女性更年期似乎出现得更早；此外，在这些女性中，尤其是在携带1个*BRCA1*突变的女性中，也观察到AMH水平降低、卵泡密度降低和DSBs增加的趋势。这些临床发现与支持DNA双链断裂在卵泡耗竭和卵巢衰老中扮演关键作用的实验室证据一致，并且综合遗传分析表明，参与DNA修复的几个基因（包括*BRCA*）与自然绝经年龄之间具有相关性[21, 22]。然而，这些数据是来自对携带*BRCA*种系有害突变的健康女性的研究，并不能直接应用于乳腺癌患者。

*BRCA*突变乳腺癌患者的卵巢储备、治疗诱导的性腺毒性和生育力

到目前为止，关于携带*BRCA*种系突变对乳腺癌患者的卵巢功能和生育能力影响的临床数据有限。具体来说，很少有研究报道这些突变对

基线生殖潜能、治疗诱导的性腺毒性和选择生育力保存策略的潜在影响。

BRCA 突变乳腺癌患者的卵巢储备

关于新诊断的 *BRCA* 突变乳腺癌患者卵巢储备的数据有限（表 12.1）[11, 20, 23-25]。

一项病例对照研究调查了接受治疗的乳腺癌患者的绝经年龄[23]。*BRCA* 突变患者平均绝经年龄为 45.3 岁，未突变患者为 48.2 岁（*p*=0.0277）[23]。4 项研究评估了 *BRCA* 突变乳腺癌患者在开始抗癌治疗前的 AMH 水平[11, 20, 24, 25]。Titus 等对 84 名乳腺癌患者进行的研究发

表 12.1 *BRCA* 突变乳腺癌患者的卵巢储备和绝经年龄

作者	研究类型	*BRCA*+/*BRCA*−	卵巢储备 / 绝经年龄	结果（携带 *vs.* 非携带）	总体结果
Rzepka-Górska 等 2006[23]	病例对照研究	39/80	绝经年龄（平均）（岁）	45.3 *vs.* 48.2；*p*=0.0277	差异倾向于非携带者优于 *BRCA1* 携带者（不包括 *BRCA2*）
Titus 等 2013[11]	横断面研究	24/60	AMH 水平（平均）（ng/ml） *BRCA1* 组 *vs.* 对照组 *BRCA2* 组 *vs.* 对照组	1.22 *vs.* 2.23；*p*<0.001 1.12 *vs.* 2.23；*p*<0.001 1.39 *vs.* 2.23；*p*<0.127	AMH 水平倾向于非携带者优于 *BRCA1* 携带者（*BRCA2* 无差异）
Lambertini 等 2018[24]	对 2 项前瞻性研究的回顾性分析	25/60	AMH 水平（中位数）（μg/L）	1.8 *vs.* 2.6；*p*=0.109	*BRCA* 携带者与非携带者之间 AMH 无显著性差异
Gunnala 等 2019[20]	回顾性队列研究	38/53	AMH 水平（平均）（ng/ml） AFC（平均）	2.6 *vs.* 2.4 调整后的 *p*=1.0 15.2 *vs.* 13.9 调整后的 *p*=1.0	无差异
Lambertini 等 2019[25]	回顾性生物标志物分析	35/113	AMH 水平（中位数），μg/L	1.94 *vs.* 1.66；*p*=0.53	无差异

AMH：抗米勒管激素，AFC：窦卵泡数。

现，与非携带者相比，携带 *BRCA* 突变的患者平均 AMH 水平显著降低（$p<0.001$）[11]。亚组分析表明，这主要是在 *BRCA1* 突变的患者中观察到的，而不是 *BRCA2* 突变的患者[11]。在对 2 项前瞻性研究的回顾性分析中，在 85 名接受了生育力保存措施的乳腺癌患者中，在开始抗癌治疗前检测了患者的 AMH 水平[24]，发现在 *BRCA* 突变的乳腺癌患者中，AMH 水平无显著降低趋势（$p=0.109$），且携带 *BRCA1* 或 *BRCA2* 突变的患者之间 AMH 水平没有差异[24]。然而，在最近的 2 项更大规模的回顾性生物标志物研究中，*BRCA* 突变和非突变乳腺癌患者在诊断时的 AMH 水平相当[20, 25]。

总之，尽管结论存在争议，但不能排除在开始抗癌治疗之前，携带 *BRCA* 突变对新诊断的乳腺癌患者卵巢储备功能产生潜在的负面影响。然而，由于数据仍然不足，依旧无法定论。

BRCA 突变乳腺癌患者治疗所致的性腺毒性

DNA 损伤诱导的卵泡凋亡是抗癌治疗导致卵巢功能不全（premature ovarian insufficiency，POI）的主要机制之一。因此，*BRCA* 突变乳腺癌患者可能对化疗药物性腺毒性尤为敏感。然而，由于数据有限（表 12.2）[26]，在这种特定环境下为患者提供咨询建议具有挑战性。

一项大型回顾性研究调查了 1954 名绝经前 *BRCA* 突变的年轻乳腺癌患者，其中 1426 人接受了化疗[27]。化疗诱导的 POI 的定义为：化疗后闭经 ≥ 2 年且化疗后月经周期未恢复。发生化疗诱导的 POI 的主要危险因

表 12.2 *BRCA* 突变乳腺癌患者化疗的性腺毒性

作者	研究类型	*BRCA*+/*BRCA*−	化疗所致性腺毒性	结果（携带者 *vs.* 非携带者）	总体结果
Valentini 等 2013[27]	观察性研究（调查）	1426/100	化疗所致闭经，%	25.6 *vs.* 49；$p=0.18$	无差异
Lambertini 等（2019）[25]	回顾性生物标志物分析	35/113	化疗后 AMH - 治疗后 1 年，μg/L - 治疗后 3 年，μg/L	0.09 *vs.* 0.06；$p=0.39$ 0.25 *vs.* 0.16 $p=0.43$	无差异

AMH：抗米勒管激素。

素包括：患者确诊时年龄（≤30 岁的患者发生率为 7.2%，31 ~ 44 岁患者发生率为 33%，≥45 岁的患者发生率为 79%；$p<0.001$）和他莫昔芬的使用（52% *vs.*19%；$p<0.001$）。

值得注意的是，携带 *BRCA2* 突变的乳腺癌患者发生 POI 的风险高于携带 *BRCA1* 突变的患者（46.8% *vs.* 32.7%；$p<0.001$）；这一结果同样在未接受他莫昔芬治疗的患者中得到了证实（36.6% *vs.* 27.8%；$p=0.04$）。将接受化疗的 1426 名 *BRCA* 突变乳腺癌患者与 100 例接受化疗的未携带者进行比较，发现两组之间化疗诱导的 POI 发生率无显著差异（分别为 35.6% 和 49%；$p=0.18$）。同样，在 *BRCA1* 和 *BRCA2* 亚组（分别为 $p=0.10$ 和 $p=0.50$）中也无差异[27]。该研究的局限性首先应该考虑到 POI 是基于月经周期的问卷调查所进行的回顾性评估；其次，该研究未报告不同组患者的化疗类型和剂量、对照组人数有限，且未详细说明其基线特征。

考虑到闭经并不是定义化疗药物性腺毒性的最佳指标[28]，AMH 已被提议作为化疗药物性腺损伤的更好标志物[29]。一项单中心回顾性生物标志物研究通过评估 148 名诊断时年龄≤40 岁的早期乳腺癌患者的 AMH 来调查化疗所致的性腺损伤，其中 35 名患者携带 *BRCA* 种系突变。所有患者均使用了基于蒽环类药物和环磷酰胺的（新）辅助化疗，随后大多数患者使用了紫杉烷类药物。研究对是否携带了 *BRCA* 突变的患者进行了比较，发现所有女性的 AMH 值在 1 年后显著下降，两组之间没有差异（分别为 0.09 μg/L 和 0.06 μg/L；$p=0.39$）。3 年后 *BRCA* 携带组和未携带组卵巢功能的恢复情况类似（0.25 μg/L 和 0.16 μg/L；$p=0.43$）[25]。

综上所述，两项调查 *BRCA* 突变乳腺癌患者化疗所致 POI 的研究得出了相似的结论，*BRCA* 种系突变的存在似乎并未加重化疗的性腺毒性。然而，应该强调的是，包括铂类药物[5, 30]和 PARP 抑制剂[31]在内的新治疗策略正应用于 *BRCA* 突变乳腺癌患者的管理中。考虑到这些药物主要通过破坏 DNA 发挥作用，鉴于 *BRCA* 突变的乳腺癌患者 DNA 修复系统的缺陷，这些药物可能对 *BRCA* 突变乳腺癌患者更具有性腺毒性。因此，我们迫切需要研究这些治疗方案的性腺毒性，以更好地为该类患者提供肿瘤生育咨询。

BRCA 突变乳腺癌患者生育力保存策略的选择

携带种系有害的 *BRCA* 突变是向乳腺癌患者提供 3 种生育力保存策略时需要考虑的重要参数之一（其他包括患者的年龄、是否有伴侣以及距离化疗开始的时间）(表 12.3)。

卵母细胞 / 胚胎冷冻保存

卵母细胞 / 胚胎冷冻保存是青春期后，包括年轻女性在内的乳腺癌患者的标准生育力保存方法，前提是要有足够的时间进行 COS[5, 32-34]。尽管现有的证据仍然有限，但 COS 被认为是有效和安全的，包括对于激素受体阳性的乳腺癌患者（对于她们，可以考虑在 COS 方案中添加他莫昔芬或来曲唑）[33, 34]。

关于 COS 对 *BRCA* 突变乳腺癌患者的有效性和安全性方面的研究数据很少（表 12.4）[7]。在这些患者中，4 项研究调查了患者对 COS 的

表 12.3 年轻乳腺癌女性生育力保存可选择的策略和对 *BRCA* 突变患者的建议（修改自 Lambertini 等[7]）

策略	乳腺癌患者的适应证	在 *BRCA* 突变乳腺癌患者中需要考虑的特异性	*BRCA* 突变乳腺癌患者的适应证
COS 后卵母细胞 / 胚胎冷冻保存	是（如果有足够的时间，作为标准策略）	可行 PGD， COS 时卵巢反应性可能较差 - 没有治疗后怀孕的数据	是（如果患者有足够的时间，作为标准策略）
卵巢组织冷冻保存	是（试验性的，但用于 - 青春期前女性 - 已接受化疗的患者 - 无充足时间进行 COS 的患者）	卵巢癌高风险→ 40 ~ 45 岁前进行降低风险的输卵管 - 卵巢切除术 关于该手术的有效性 / 安全性的数据有限（只有 2 名 *BRCA2* 突变乳腺癌患者在移植后有怀孕的报道） 仅在卵巢原位移植	仅适用于无法进行卵母细胞 / 胚胎冷冻保存的非常年轻的患者
化疗期间使用 GnRHa 抑制卵巢	是（用于生育力保存的标准策略和补充冷冻保存策略）	卵巢癌高危→ 40 ~ 45 岁前进行降低风险的输卵管 - 卵巢切除术， 缺乏关于该措施有效性和安全性的随机试验数据	仅适用于非常年轻的患者

GnRHa：促性腺激素释放激素激动剂，COS：控制性卵巢刺激

表 12.4 *BRCA* 突变乳腺癌患者的卵母细胞 / 胚胎冷冻保存

作者	研究类型	*BRCA*+/*BRCA*−	ART 指标	结果（携带者 *vs.* 非携带者）	总体结果
Shapira 等 2015[35]	回顾性队列研究	62[a]/62[a]	平均获卵数 卵巢低反应发生率[b]，%	13.75 *vs.* 14.75；*p*=0.49 8.06 *vs.* 6.45；*p*=1.00	无差异
Turan 等 2018[36]	对前瞻性研究的二次分析	21/97[c]	平均获卵数 平均胚胎数	16.4 *vs.* 11.0；*p*=0.015 8.2 *vs.* 5.1；*p*=0.013	差异倾向于非携带者 / 未知状态优于 *BRCA* 携带者
Lambertini 等 2018[24]	两项前瞻性研究的回顾性分析	10/19	获卵数（中位数） 冷冻保存卵母细胞数（中位数） 卵巢低反应发生率[b]，%	6.5 *vs.* 9；*p*=0.145 3.5 *vs.* 6；*p*=0.121 40.0 *vs.* 11.1；*p*=0.147	非携带者优于 *BRCA* 携带者，无显著统计学差异
Gunnala 等 2019[20]	回顾性队列研究	38/53	平均获卵数 平均成熟 / 冷冻保存卵母细胞数	17.0 *vs.* 16.3 调整后 *p*=1 14.4 *vs.* 13.1 调整后 *p*=1	无差异

[a] 也包括没有乳腺癌病史的女性；

[b] 定义为小于 38 岁的女性中获得卵母细胞 ≤ 4 个；

[c] 12 例 *BRCA* 携带状态不明的患者，85 例 *BRCA* 阴性患者；

COS：控制性卵巢刺激，ART：辅助生殖技术。

反应性，其中 2 项研究显示携带 *BRCA* 突变的女性对 COS 的反应性下降 [20, 24, 35, 36]。2015 年，Shapira 等对 20 例 *BRCA* 突变和 36 例 *BRCA* 阴性的乳腺癌患者，进行了 COS 过程中卵巢反应性的评估（19% 的患者使用了包含他莫昔芬的方案）[35]。两组患者获卵数（11.50 *vs.* 11.69；*p*=0.92）和受精数（8.4 *vs.* 7.19；*p*=0.57）相似；同样，未观察到受精率的差异（70.6% *vs.* 59.66%；*p*=0.11）[35, 37]。与既往实验室研究结果一致，2018 年进行的其他两项研究中，患者的 COS 方案使用了来曲唑，其研究结果表明，*BRCA* 突变乳腺癌患者的卵巢反应性较差 [24, 36]。第一项研究比较了 10 例 *BRCA* 突变乳腺癌患者和 19 例未突变乳腺癌患者的结局，发现 *BRCA* 突变的患者获卵数较少（6.5 *vs.* 9；*p*=0.145），卵巢低反应的发生率较高（40.0% *vs.* 11.1%；*p*=0.147）[24]。在第二项研究中，与另外

97 名 *BRCA* 阴性或未进行 *BRCA* 突变检测的患者相比，21 例 *BRCA* 突变的乳腺癌患者的获卵数（16.4 *vs.*11.0，p=0.015）和胚胎数（8.2 *vs.* 5.1，p=0.013）更少[36]。然而，最近的一项回顾性研究包括 91 例乳腺癌患者（其中 38 例携带 *BRCA* 突变），这些患者进行了卵母细胞冷冻保存，使用了来曲唑联合拮抗剂的 COS 方案。结果表明，*BRCA* 突变和非突变患者的平均获卵数（分别为 17.0 和 16.3）和成熟 / 冷冻保存卵母细胞数（分别为 14.4 和 13.1）无明显差异（调整后的 p=1.0）。

在解释这 4 项研究的结果时，应该考虑到它们之间的一些重要差异：①患者人群不同：3 项研究来自美国和欧洲的女性[20, 24, 36]，另一项研究是以色列女性[35]；②使用的 COS 方案不同：3 项研究使用了包括来曲唑的同种拮抗剂促排方案[20, 24, 36]，在另一项研究中使用了不同的促排方案（激动剂长方案占 53%，拮抗剂方案占 47%，19% 的患者使用了他莫昔芬[35]）。值得注意的是，这 4 项研究中一共仅纳入了 91 例 *BRCA* 突变的乳腺癌患者，因此数据仍然有限。

在安全性方面，目前只有一项在单中心进行的前瞻性研究，提供了在乳腺癌患者开始化疗前使用 COS 的可行性方面的证据[38]。在这项研究中，120 例进行 COS 的乳腺癌患者（COS 方案中包括来曲唑），与 217 名未接受任何生育力保存策略的乳腺癌患者（对照组）的结果进行了比较。与对照组相比，COS 患者的乳腺肿瘤体积更小（p=0.02）。经过平均约 5 年的随访，两组患者无复发生存率无差异（HR，0.77；95%CI 0.28～2.13；p=0.61）。在进行了基因检测的患者中，47 例患者的 *BRCA1* 和（或）*BRCA2* 基因发生突变，其中 26 例患者进行了 COS，21 例未行 COS。同样在 *BRCA* 突变患者中，无复发生存率无显著差异（p=0.57）[38]。

考虑到现有数据有限且有相互矛盾之处，需要开展更大规模的多中心研究工作，以更好地评估在 *BRCA* 突变乳腺癌患者开始化疗前进行 COS 对卵母细胞 / 胚胎冷冻的有效性和安全性。值得一提的是，对于 *BRCA* 突变乳腺癌患者，可对其卵母细胞 / 冷冻保存的胚胎进行植入前遗传学诊断（pre-implantation genetic diagnosis，PGD）。

卵巢组织冷冻保存

卵巢组织冷冻保存仍被认为是一种试验性技术；然而，它却是青春期前女孩、被安排紧急化疗的成年女性、有既往化疗史的女性以及有

COS 禁忌证女性的推荐生育力保存策略 [39]。

在 *BRCA* 突变乳腺癌患者中，关于卵巢组织冷冻保存的有效性和安全性的数据有限。迄今为止，已有 2 例 *BRCA2* 突变乳腺癌患者在化疗后，进行卵巢组织移植后活产的报道 [24, 40]。首例患者确诊时 36 岁，化疗前，冷冻保存其一侧卵巢，治疗结束后将卵巢皮质块移植到了其对侧的卵巢，之后该患者自然妊娠，在其分娩后，手术切除了另一侧卵巢 [40]。第二例患者确诊时 33 岁，在开始化疗前，对该患者进行了双侧卵巢皮质块的冷冻保存。化疗结束 55 个月后，将卵巢组织皮质块移植到其剩余的卵巢上，8 个月后，该患者自然妊娠并分娩一健康婴儿 [24]。

安全性方面，应该强调的是，考虑到 *BRCA* 突变乳腺癌患者一生中罹患卵巢癌的累积风险很高，以及在 40 ~ 45 岁之前接受预防性输卵管 - 卵巢切除术的策略，卵巢组织冷冻保存并不是 *BRCA* 突变乳腺癌患者的最佳生育力保存策略。

因此，在这种情况下，只有无法进行卵母细胞 / 胚胎冷冻且诊断时年龄小于 35 岁的患者才建议考虑卵巢组织冷冻保存。然而，在乳腺癌确诊时进行癌症生育咨询时，大多数情况下没有关于 *BRCA* 状态的信息。考虑到癌症患者生育力保存有着重要的临床意义，因此，在进行任何移植手术前都应该检测 *BRCA* 突变状态。在 *BRCA* 突变的患者中，冷冻保存的卵巢组织应该完全移植到剩余的卵巢中，以便在预防性输卵管 - 卵巢切除术时可以将其一起安全切除。然而，应该强调的是，是否移植 *BRCA* 携带者的冷冻卵巢组织属于伦理问题。一例来自挪威的乳腺癌患者随后被诊断为 *BRCA1* 和 *BRCA2* 突变，尽管患者有怀孕的意愿，医生还是反对她进行卵巢组织移植 [41]。卵泡体外成熟是避免卵巢组织移植的一项有前景的技术 [42]，虽然该技术在动物模型中得到了不断的改进，但在人体的结果仍然不尽满意 [43]。

促性腺激素释放激素激动剂（GnRHa）与卵巢抑制

在化疗期间使用 GnRHa 抑制卵巢已成为保护乳腺癌患者卵巢功能的一种可行选择 [5, 34, 44]。来自大型随机试验（即 PROMISE-GIM6、POEMS-SWOG S0230 和 OPTION 试验）[45-47] 和 meta 分析 [48-50] 的结果均支持化疗期间使用 GnRHa，能够安全有效地降低化疗导致的 POI 发生风险。尽管化疗期间使用了 GnRHa 的患者被观察到治疗后妊娠率更高 [48-50]，但总体上病例数量仍然较少。因此，在化疗期间使用 GnRHa 抑制卵巢不应被视为冷冻保存的替代方案 [5, 34, 44]。然而，与之前方案不同的是，在化疗期间使用 GnRHa 抑制卵巢是一种成本相对较低且广泛可行的选择。因此，当由于安排协调方面或成本相关的原因无法使用冷冻保存技术时，也可以考虑使用 GnRHa 抑制卵巢。

到目前为止，没有一项随机试验报告在 *BRCA* 突变乳腺癌患者中，使用 GnRHa 保护生育力的有效性或安全性方面的数据。只有 Wong 及其同事在一个病例系列中发现，在化疗期间使用了 GnRHa 的 4 例 *BRCA* 突变乳腺癌患者中，有 3 人在化疗后、进行预防性输卵管 - 卵巢切除术前，恢复了月经周期 [51]。

尽管该患者群体的数据有限，但在预防性输卵管 - 卵巢切除术建议的年龄之前确诊的 *BRCA* 突变乳腺癌患者中，使用 GnRHa 抑制卵巢的策略是合理的。

BRCA 突变乳腺癌幸存者化疗后的妊娠情况

妊娠对乳腺癌预后的影响

尽管新诊断出乳腺癌的年轻女性中有很大一部分希望在接受抗癌治疗后依然能够妊娠，但只有少数人成功 [45-47]。除了化疗所致的 POI 的风险外，这些患者低妊娠率的另一个重要原因是：患者和医生担心妊娠可能会对乳腺癌幸存者的预后产生不利影响 [52, 53]。的确，在 *BRCA* 突变乳腺癌幸存者进行癌症生育咨询时，这些担忧似乎尤为显著。最近对参加了两次专门的乳腺癌大会的医生进行的一项调查显示，30% 的医生对乳腺癌幸存者怀孕可能增加乳腺癌复发风险这一观点持同意或中立态度；然而，同样的问题对于 *BRCA* 突变乳腺癌患者而言，比例显著增加至 46%（$p<0.001$）[54]。

在过去的几年里，尽管越来越多的证据表明，乳腺癌后妊娠被认为是安全的 [55-57]，但能够用于为 *BRCA* 突变幸存者提供咨询建议的数据却非常有限。一项多中心、回顾性队列研究包括 128 例妊娠合并 *BRCA* 突变乳腺癌患者（75 例在诊断乳腺癌时已妊娠，53 例妊娠者既往有乳腺癌病史）和 269 例匹配的非妊娠对照，调查妊娠对 *BRCA* 突变乳腺癌预后的影响 [58]。结果显示，在妊娠组和匹配的非妊娠对照组之间，乳腺癌特异性死亡率没有差异（调整后的 HR 0.76；95%CI 0.31～1.91；*p*=0.56）；既往乳腺癌病史的妊娠亚组也得出类似的结果（调整后的 HR 0.73；95%CI 0.21～2.68；*p*=0.64）[58]。一项更近期、规模更大的研究专门针对有乳腺癌病史的年轻 *BRCA* 突变患者妊娠的安全性方面进行了评估[59]。这项国际多中心队列研究包括 1252 例 *BRCA* 突变患者，其中 195 例（16%）在既往乳腺癌后至少有一次妊娠；妊娠并发症和先天性畸形分别为 11.6% 和 1.8%（低于一般人群的预期）。中位随访时间为 8.3 年，妊娠组的无病生存率高于未妊娠组（HR 0.71；95%CI 0.51～0.99；*p*=0.045），OS 无差异（HR 0.86；95%CI 0.44～1.67；*p*=0.65）。亚组分析结果显示，仅 *BRCA1* 突变的妊娠乳腺癌患者预后良好（*p*- 相互作用 <0.01）[59]。

POSITIVE 试验是一项正在进行的国际前瞻性研究，旨在研究暂时中断内分泌治疗以保障激素受体阳性的乳腺癌幸存者的妊娠安全性[60]。这项研究的结果也可以为 *BRCA* 突变的乳腺癌患者提供重要的信息，特别是对于那些更有可能发展为激素受体阳性肿瘤、并因此接受辅助内分泌治疗的 *BRCA2* 突变患者。

产前诊断和胚胎植入前遗传学诊断

BRCA 突变乳腺癌患者有 50% 风险将突变基因传递给孩子，对于希望阻断该传递风险的患者，可使用两种不同的技术：自然受孕时的产前诊断（prenatal diagnosis, PND）或 IVF 后的 PGD[61]。

在 PND 中，绒毛取样需在妊娠的前 3 个月进行。如果胎儿携带突变或有其他确诊的病理情况（如 21- 三体），患者可以选择终止妊娠。然而，对于大多数夫妇而言，因遗传性乳腺癌和卵巢癌风险而终止妊娠这一做法的接受度不高[62]。在一项定性访谈研究中，25 名参与者中只有一名乳腺癌幸存者决定接受 PND[63]。然而，该患者进行了胎儿超声检查后，无论基因检测结果如何，她都不愿意终止妊娠[63]。选择 PND 的患者往往是年龄较大、受教育程度较高、有乳腺癌或卵巢癌病史以及希望更快自然受孕的妇女[64]。

在 PGD 中，突变的特征必须通过对携带者，以及同时也是突变携带者的一级亲属进行 DNA 分析；配偶的 DNA 也需要被分析。聚合酶链式反应（polymerase chain reaction，PCR）常被用来进行基因诊断[65, 66]。首次评估后，患者进行 COS 和卵胞浆内单精子显微注射（intracytoplasmic sperm injection, ICSI)。在胚胎发育的第3天，取1～2个卵裂球进行活检并用PCR分析，留下未受影响的胚胎发育到囊胚期，用于随后进行宫腔内胚胎移植。2003年，欧洲人类生殖与胚胎学会认为PGD可用于遗传性乳腺癌和卵巢癌等迟发性疾病[67]。在过去的几年里，因 *BRCA* 突变进行PGD治疗的夫妇数量一直在稳步增长[19]。在过去的10年中，一些作者通过个人或小组访谈以及问卷调查的方式，调查了携带 *BRCA* 突变的夫妇对PGD的认知和接受程度[61, 62, 64, 65, 68]。受教育程度高、年龄较小、无子女和希望快速受孕的患者对PGD知识的了解要更好一些；有乳腺癌或卵巢癌病史的夫妇对PGD的接受度更高(79.5%)[64]。然而，只有不到40%的受访者会考虑为遗传性乳腺癌和卵巢癌进行PGD，而将近60%的受访者会选择接受PGD治疗其他严重的遗传疾病[64]。患者不考虑接受PGD的主要原因有：身体和心理负担、妊娠率较低、生育延迟、可能丢弃不会癌变的受累胚胎[61-63, 69]。总体而言，*BRCA* 突变患者的临床妊娠率与常染色体显性疾病PGD的临床妊娠率相当(每胚胎移植的临床妊娠率分别为39.1% *vs.*26.5%)[70]。在最近一项评估该技术有效性的观察性队列研究中，对145个PGD周期中的720个胚胎进行了检测[65]，新鲜周期妊娠率为23.9%，冷冻周期妊娠率为26.5%。总体而言，31例单胎中有28例活产，10个双胎妊娠中有8个孩子在PGD后活产。3名患者行PGD是为了在乳腺癌治疗前进行生育力保存，其中2名患者分别分娩了1名健康婴儿。在这项研究中，2名健康的 *BRCA* 携带者在治疗后不久就诊断出了乳腺癌，尽管COS前的筛查并未发现这2名女性患有乳腺癌。作者对健康 *BRCA* 携带者在COS后进行体外受精及PGD的安全性表示担忧[65]。然而，一项基于人群的大型研究包括了2514例 *BRCA1/2* 突变的健康携带者，其中76人(3%)进行过COS，未发现接受COS的女性乳腺癌发生风险增加(HR 0.79；95%CI 0.46～1.36)[71]。虽然仍需要进一步的证据，但这项研究的结果可以让那些正在考虑接受COS的 *BRCA* 突变的健康携带者感到安心。

结论和未来展望

生育和妊娠相关的问题是年轻乳腺癌患者的关注焦点。由于目前数据有限，因此对携带有种系有害 *BRCA* 突变的患者提供恰当的咨询更为困难，这部分患者有发生卵巢癌的高风险，并且随后在年轻时有行预防性输卵管 - 卵巢切除术的指征，还有 50% 的风险将突变遗传给子代。目前接受 *BRCA* 基因检测的年轻乳腺癌患者的数量不断增加，以及多基因组合测序技术的使用增加，这可能会使携带 *BRCA* 种系突变或受其他遗传性乳腺癌综合征影响的患者进行癌症生育咨询的情况更加普遍。

到目前为止，虽然关于不同生育力保存策略的有效性和安全性，以及对乳腺癌诊断和治疗后妊娠的安全性方面的知识越来越多，但对于携带 *BRCA* 突变的患者进行恰当和明确建议的数据却仍然缺乏。如果国家法律法规允许，对于年轻乳腺癌患者（包括 *BRCA* 突变患者）而言，赠卵也是其他可能的选择 [72]。但是在某些情况下，收养仍然是让癌症幸存者拥有家庭的唯一可能；然而由于病史的特殊性，*BRCA* 突变乳腺癌患者可能会遇到一些更为艰难的障碍 [73]。

为了达到改善 *BRCA* 突变乳腺癌患者肿瘤生育咨询的最终目标，未来的研究应多关注携带 *BRCA* 突变对女性卵巢储备的影响、抗癌疗法的性腺毒性（包括最新使用的药物）、生育力保存策略的效果以及抗癌治疗后的妊娠安全性等。关于该领域存在争议的一些问题，仍需要开展大型合作研究用以积累更多、更充足有力的证据。

致谢：作者对 FNRS-Télévie 对她在比利时人类生殖研究实验室攻读博士学位时的支持表示感谢。也感谢欧洲肿瘤医学学会在本文撰写过程中为位于布鲁塞尔（比利时）的 Jules borde 的研究所提供转化研究奖学金的支持。

赞助：这项工作没有从公共、商业或非营利部门的资助机构获得任何特定的赞助。

利益冲突声明：作者在此声明在本文的完成过程中没有利益冲突。作者担任 Teva 的顾问，并在交稿工作之外获得 Theramex 和 Takeda 的演讲酬金。

（Margherita Condorelli，Matteo Lambertini）

参考文献

1. Rosenberg SM, Ruddy KJ, Tamimi RM, Gelber S, Schapira L, Come S, et al. BRCA1 and BRCA2 mutation testing in young women with breast cancer. JAMA Oncol. 2016;2(6):730–6.
2. Copson ER, Maishman TC, Tapper WJ, Cutress RI, Greville-Heygate S, Altman DG, et al. Germline BRCA mutation and outcome in young-onset breast cancer (POSH): a prospective cohort study. Lancet Oncol. 2018;19(2):169–80.
3. Kuchenbaecker KB, Hopper JL, Barnes DR, Phillips K-A, Mooij TM, Roos-Blom M-J, et al. Risks of breast, ovarian, and contralateral breast cancer for BRCA1 and BRCA2 mutation carriers. JAMA. 2017;317(23):2402–16.
4. Paluch-Shimon S, Cardoso F, Sessa C, Balmana J, Cardoso MJ, Gilbert F, et al. Prevention and screening in BRCA mutation carriers and other breast/ovarian hereditary cancer syndromes: ESMO Clinical Practice Guidelines for cancer prevention and screening. Ann Oncol. 2016;27(suppl 5):v103–10.
5. Paluch-Shimon S, Pagani O, Partridge AH, Abulkhair O, Cardoso M-J, Dent RA, et al. ESO-ESMO 3rd international consensus guidelines for breast cancer in young women (BCY3). Breast. 2017;35:203–17.
6. Samimi G, Bernardini MQ, Brody LC, Caga-Anan CF, Campbell IG, Chenevix-Trench G, et al. Traceback: a proposed framework to increase identification and genetic counseling of BRCA1 and BRCA2 mutation carriers through family-based outreach. J Clin Oncol. 2017;35(20):2329–37.
7. Lambertini M, Goldrat O, Toss A, Azim HA, Peccatori FA, Ignatiadis M, et al. Fertility and pregnancy issues in BRCA-mutated breast cancer patients. Cancer Treat Rev. 2017;59:61–70.
8. de la Noval BD. Potential implications on female fertility and reproductive lifespan in BRCA germline mutation women. Arch Gynecol Obstet. 2016;294(5):1099–103.
9. Giscard d'Estaing S, Perrin D, Lenoir GM, Guérin JF, Dante R. Upregulation of the BRCA1 gene in human germ cells and in preimplantation embryos. Fertil Steril. 2005;84(3):785–8.
10. Eakin CM, Maccoss MJ, Finney GL, Klevit RE. Estrogen receptor alpha is a putative substrate for the BRCA1 ubiquitin ligase. Proc Natl Acad Sci U S A. 2007;104(14):5794–9.
11. Titus S, Li F, Stobezki R, Akula K, Unsal E, Jeong K, et al. Impairment of BRCA1-related DNA double-strand break repair leads to ovarian aging in mice and humans. Sci Transl Med. 2013;5(172):172ra21.
12. Sharan SK, Pyle A, Coppola V, Babus J, Swaminathan S, Benedict J, et al. BRCA2 deficiency in mice leads to meiotic impairment and infertility. Development. 2004;131(1):131–42.
13. Weinberg-Shukron A, Rachmiel M, Renbaum P, Gulsuner S, Walsh T, Lobel O, et al. Essential role of BRCA2 in ovarian development and function. N Engl J Med. 2018;379(11):1042–9.
14. Govindaraj V, Keralapura Basavaraju R, Rao AJ. Changes in the expression of DNA double strand break repair genes in primordial follicles from immature and aged rats. Reprod Biomed Online. 2015;30(3):303–10.
15. Zhang D, Zhang X, Zeng M, Yuan J, Liu M, Yin Y, et al. Increased DNA damage and repair deficiency in granulosa cells are associated with ovarian aging in rhesus monkey. J Assist Reprod Genet. 2015;32(7):1069–78.
16. Govindaraj V, Krishnagiri H, Chauhan MS, Rao AJ. BRCA-1 gene expression and comparative proteomic profile of primordial follicles from young and adult buffalo (Bubalus bubalis) ovaries. Anim Biotechnol. 2017;28(2):94–103.
17. Lin W, Titus S, Moy F, Ginsburg ES, Oktay K. Ovarian aging in women with BRCA germline mutations. J Clin Endocrinol Metab. 2017;102(10):3839–47.
18. Giordano S, Garrett-Mayer E, Mittal N, Smith K, Shulman L, Passaglia C, et al. Association of BRCA1 mutations with impaired ovarian reserve: connection between infertility and breast/

ovarian cancer risk. J Adolesc Young Adult Oncol. 2016;5(4):337.
19. Derks-Smeets IAP, van Tilborg TC, van Montfoort A, Smits L, Torrance HL, Meijer-Hoogeveen M, et al. BRCA1 mutation carriers have a lower number of mature oocytes after ovarian stimulation for IVF/PGD. J Assist Reprod Genet. 2017;34(11):1475–82.
20. Gunnala V, Fields J, Irani M, D'Angelo D, Xu K, Schattman G, et al. BRCA carriers have similar reproductive potential at baseline to noncarriers: comparisons in cancer and cancer-free cohorts undergoing fertility preservation. Fertil Steril. 2019;111(2):363–71.
21. Stolk L, Perry JRB, Chasman DI, He C, Mangino M, Sulem P, et al. Meta-analyses identify 13 loci associated with age at menopause and highlight DNA repair and immune pathways. Nat Genet. 2012;44(3):260–8.
22. Day FR, Ruth KS, Thompson DJ, Lunetta KL, Pervjakova N, Chasman DI, et al. Large-scale genomic analyses link reproductive aging to hypothalamic signaling, breast cancer susceptibility and BRCA1-mediated DNA repair. Nat Genet. 2015;47(11):1294–303.
23. Rzepka-Górska I, Tarnowski B, Chudecka-Głaz A, Górski B, Zielińska D, Tołoczko-Grabarek A. Premature menopause in patients with BRCA1 gene mutation. Breast Cancer Res Treat. 2006;100(1):59–63.
24. Lambertini M, Goldrat O, Ferreira AR, Dechene J, Azim HA, Desir J, et al. Reproductive potential and performance of fertility preservation strategies in BRCA-mutated breast cancer patients. Ann Oncol. 2018;29(1):237–43.
25. Lambertini M, Olympios N, Lequesne J, Calbrix C, Fontanilles M, Loeb A, Leheurteur M, Demeestere I, Di Fiore F, Perdrix A, Clatot F. Impact of taxanes, endocrine therapy and deleterious germline BRCA mutations on anti-müllerian hormone levels in early breast cancer patients treated with anthracycline- and cyclophosphamide-based chemotherapy. Front Oncol. 2019;9:575. [Epub ahead of print]. https://doi.org/10.3389/fonc.2019.00575.
26. Paluch-Shimon S, Peccatori FA. BRCA 1 and 2 mutation status: the elephant in the room during oncofertility counseling for young breast cancer patients. Ann Oncol. 2018;29(1):26–8.
27. Valentini A, Finch A, Lubiński J, Byrski T, Ghadirian P, Kim-Sing C, et al. Chemotherapy-induced amenorrhea in patients with breast cancer with a BRCA1 or BRCA2 mutation. J Clin Oncol. 2013;31(31):3914–9.
28. Partridge AH, Ruddy KJ, Gelber S, Schapira L, Abusief M, Meyer M, et al. Ovarian reserve in women who remain premenopausal after chemotherapy for early stage breast cancer. Fertil Steril. 2010;94(2):638–44.
29. Practice Committee of the American Society for Reproductive Medicine. Testing and interpreting measures of ovarian reserve: a committee opinion. Fertil Steril. 2015;103(3):e9–17.
30. Poggio F, Bruzzone M, Ceppi M, Pondé NF, La Valle G, Del Mastro L, et al. Platinum-based neoadjuvant chemotherapy in triple-negative breast cancer: a systematic review and meta-analysis. Ann Oncol. 2018;29(7):1497–508.
31. Poggio F, Bruzzone M, Ceppi M, Conte B, Martel S, Maurer C, et al. Single-agent PARP inhibitors for the treatment of patients with BRCA-mutated HER2-negative metastatic breast cancer: a systematic review and meta-analysis. ESMO Open. 2018;3(4):e000361.
32. Practice Committee of American Society for Reproductive Medicine. Fertility preservation in patients undergoing gonadotoxic therapy or gonadectomy: a committee opinion. Fertil Steril. 2013;100(5):1214–23.
33. Peccatori FA, Azim HA, Orecchia R, Hoekstra HJ, Pavlidis N, Kesic V, et al. Cancer, pregnancy and fertility: ESMO Clinical Practice Guidelines for diagnosis, treatment and follow-up. Ann Oncol. 2013;24(Suppl 6):vi160–70.
34. Oktay K, Harvey BE, Partridge AH, Quinn GP, Reinecke J, Taylor HS, et al. Fertility preservation in patients with cancer: ASCO clinical practice guideline update. J Clin Oncol. 2018;36(19):1994–2001.
35. Shapira M, Raanani H, Feldman B, Srebnik N, Dereck-Haim S, Manela D, et al. BRCA

mutation carriers show normal ovarian response in in vitro fertilization cycles. Fertil Steril. 2015;104(5):1162–7.
36. Turan V, Bedoschi G, Emirdar V, Moy F, Oktay K. Ovarian stimulation in patients with cancer: impact of letrozole and BRCA mutations on fertility preservation cycle outcomes. Reprod Sci. 2018;25(1):26–32.
37. Shapira M, Raanani H, Meirow D. IVF for fertility preservation in breast cancer patients—efficacy and safety issues. J Assist Reprod Genet. 2015;32(8):1171–8.
38. Kim J, Turan V, Oktay K. Long-term safety of letrozole and gonadotropin stimulation for fertility preservation in women with breast cancer. J Clin Endocrinol Metab. 2016;101(4):1364–71.
39. Lambertini M, Del Mastro L, Pescio MC, Andersen CY, Azim HA, Peccatori FA, et al. Cancer and fertility preservation: international recommendations from an expert meeting. BMC Med. 2016;14:1.
40. Jensen AK, Macklon KT, Fedder J, Ernst E, Humaidan P, Andersen CY. 86 successful births and 9 ongoing pregnancies worldwide in women transplanted with frozen-thawed ovarian tissue: focus on birth and perinatal outcome in 40 of these children. J Assist Reprod Genet. 2017;34(3):325–36.
41. Tanbo T, Greggains G, Storeng R, Busund B, Langebrekke A, Fedorcsak P. Autotransplantation of cryopreserved ovarian tissue after treatment for malignant disease: the first Norwegian results. Acta Obstet Gynecol Scand. 2015;94(9):937–41.
42. Telfer EE, McLaughlin M. In vitro development of ovarian follicles. Semin Reprod Med. 2011;29(1):15–23.
43. McLaughlin M, Albertini DF, Wallace WHB, Anderson RA, Telfer EE. Metaphase II oocytes from human unilaminar follicles grown in a multi-step culture system. Mol Hum Reprod. 2018;24(3):135–42.
44. Lambertini M, Cinquini M, Moschetti I, Peccatori FA, Anserini P, Valenzano Menada M, et al. Temporary ovarian suppression during chemotherapy to preserve ovarian function and fertility in breast cancer patients: A GRADE approach for evidence evaluation and recommendations by the Italian Association of Medical Oncology. Eur J Cancer. 2017;71:25–33.
45. Lambertini M, Boni L, Michelotti A, Gamucci T, Scotto T, Gori S, et al. Ovarian suppression with triptorelin during adjuvant breast cancer chemotherapy and long-term ovarian function, pregnancies, and disease-free survival: a randomized clinical trial. JAMA. 2015;314(24):2632–40.
46. Leonard RCF, Adamson DJA, Bertelli G, Mansi J, Yellowlees A, Dunlop J, et al. GnRH agonist for protection against ovarian toxicity during chemotherapy for early breast cancer: the Anglo Celtic Group OPTION trial. Ann Oncol. 2017;28(8):1811–6.
47. Moore HCF, Unger JM, Phillips K-A, Boyle F, Hitre E, Moseley A, et al. Final analysis of the prevention of early menopause study (POEMS)/SWOG intergroup S0230. J Natl Cancer Inst. 2019;111(2):210–3.
48. Lambertini M, Ceppi M, Poggio F, Peccatori FA, Azim HA, Ugolini D, et al. Ovarian suppression using luteinizing hormone-releasing hormone agonists during chemotherapy to preserve ovarian function and fertility of breast cancer patients: a meta-analysis of randomized studies. Ann Oncol. 2015;26(12):2408–19.
49. Bai F, Lu Y, Wu K, Chen Q, Ding L, Ge M, et al. Protecting effects of gonadotropin-releasing hormone agonist on chemotherapy-induced ovarian damage in premenopausal breast cancer patients: a systematic review and meta-analysis. Breast Care (Basel). 2017;12(1):48–52.
50. Lambertini M, Moore HCF, Leonard RCF, Loibl S, Munster P, Bruzzone M, et al. Gonadotropin-releasing hormone agonists during chemotherapy for preservation of ovarian function and fertility in premenopausal patients with early breast cancer: a systematic review and meta-analysis of individual patient–level data. J Clin Oncol. 2018;36(19):1981–90.
51. Wong M, O'Neill S, Walsh G, Smith IE. Goserelin with chemotherapy to preserve ovarian

function in pre-menopausal women with early breast cancer: menstruation and pregnancy outcomes. Ann Oncol. 2013;24(1):133–8.
52. Biglia N, Torrisi R, D'Alonzo M, Codacci Pisanelli G, Rota S, Peccatori FA. Attitudes on fertility issues in breast cancer patients: an Italian survey. Gynecol Endocrinol. 2015;31(6):458–64.
53. Lambertini M, Di Maio M, Pagani O, Curigliano G, Poggio F, Del Mastro L, et al. The BCY3/BCC 2017 survey on physicians' knowledge, attitudes and practice towards fertility and pregnancy-related issues in young breast cancer patients. Breast. 2018;42:41–9.
54. Lambertini M, Di Maio M, Poggio F, Pagani O, Curigliano G, Del Mastro L, et al. Knowledge, attitudes and practice of physicians towards fertility and pregnancy-related issues in young BRCA-mutated breast cancer patients. Reprod Biomed Online. 2019;38(5):835–44.
55. Lambertini M, Martel S, Campbell C, Guillaume S, Hilbers FS, Schuehly U, et al. Pregnancies during and after trastuzumab and/or lapatinib in patients with human epidermal growth factor receptor 2-positive early breast cancer: analysis from the NeoALTTO (BIG 1-06) and ALTTO (BIG 2-06) trials. Cancer. 2019;125(2):307–16.
56. Lambertini M, Kroman N, Ameye L, Cordoba O, Pinto A, Benedetti G, et al. Long-term safety of pregnancy following breast cancer according to estrogen receptor status. J Natl Cancer Inst. 2018;110(4):426–9.
57. Hartman EK, Eslick GD. The prognosis of women diagnosed with breast cancer before, during and after pregnancy: a meta-analysis. Breast Cancer Res Treat. 2016;160(2):347–60.
58. Valentini A, Lubinski J, Byrski T, Ghadirian P, Moller P, Lynch HT, et al. The impact of pregnancy on breast cancer survival in women who carry a BRCA1 or BRCA2 mutation. Breast Cancer Res Treat. 2013;142(1):177–85.
59. Lambertini M, Ameye L, Hamy AS, Zingarello A, Poorvu PD, Carrasco E, et al. Safety of pregnancy following breast cancer (BC) in patients (pts) carrying a BRCA mutation (mBRCA): results of an international cohort study. J Clin Oncol. 2019;37:15_suppl:abstract 11506.
60. Pagani O, Ruggeri M, Manunta S, Saunders C, Peccatori F, Cardoso F, et al. Pregnancy after breast cancer: Are young patients willing to participate in clinical studies? Breast. 2015;24(3):201–7.
61. Quinn GP, Vadaparampil ST, Tollin S, Miree CA, Murphy D, Bower B, et al. BRCA carriers' thoughts on risk management in relation to preimplantation genetic diagnosis and childbearing: when too many choices are just as difficult as none. Fertil Steril. 2010;94(6):2473–5.
62. Derks-Smeets IAP, Gietel-Habets JJG, Tibben A, Tjan-Heijnen VCG, Meijer-Hoogeveen M, Geraedts JPM, et al. Decision-making on preimplantation genetic diagnosis and prenatal diagnosis: a challenge for couples with hereditary breast and ovarian cancer. Hum Reprod. 2014;29(5):1103–12.
63. Ormondroyd E, Donnelly L, Moynihan C, Savona C, Bancroft E, Evans DG, et al. Attitudes to reproductive genetic testing in women who had a positive BRCA test before having children: a qualitative analysis. Eur J Hum Genet. 2012;20(1):4–10.
64. Gietel-Habets JJG, de Die-Smulders CEM, Derks-Smeets IAP, Tibben A, Tjan-Heijnen VCG, van Golde R, et al. Awareness and attitude regarding reproductive options of persons carrying a BRCA mutation and their partners. Hum Reprod. 2017;32(3):588–97.
65. Derks-Smeets IAP, de Die-Smulders CEM, Mackens S, van Golde R, Paulussen AD, Dreesen J, et al. Hereditary breast and ovarian cancer and reproduction: an observational study on the suitability of preimplantation genetic diagnosis for both asymptomatic carriers and breast cancer survivors. Breast Cancer Res Treat. 2014;145(3):673–81.
66. Sagi M, Weinberg N, Eilat A, Aizenman E, Werner M, Girsh E, et al. Preimplantation genetic diagnosis for BRCA1/2—a novel clinical experience. Prenat Diagn. 2009;29(5):508–13.
67. Shenfield F, Pennings G, Devroey P, Sureau C, Tarlatzis B, Cohen J, et al. Taskforce 5: preimplantation genetic diagnosis. Hum Reprod. 2003;18(3):649–51.
68. Menon U, Harper J, Sharma A, Fraser L, Burnell M, ElMasry K, et al. Views of BRCA gene

mutation carriers on preimplantation genetic diagnosis as a reproductive option for hereditary breast and ovarian cancer. Hum Reprod. 2007;22(6):1573–7.
69. Rubin LR, Werner-Lin A, Sagi M, Cholst I, Stern R, Lilienthal D, et al. "The BRCA clock is ticking!": negotiating medical concerns and reproductive goals in preimplantation genetic diagnosis. Hum Fertil (Camb). 2014;17(3):159–64.
70. Daum H, Peretz T, Laufer N. BRCA mutations and reproduction. Fertil Steril. 2018;109(1):33–8.
71. Derks-Smeets IAP, Schrijver LH, de Die-Smulders CEM, Tjan-Heijnen VCG, van Golde RJT, Smits LJ, et al. Ovarian stimulation for IVF and risk of primary breast cancer in BRCA1/2 mutation carriers. Br J Cancer. 2018;01:357–63.
72. Luke B, Brown MB, Missmer SA, Spector LG, Leach RE, Williams M, et al. Assisted reproductive technology use and outcomes among women with a history of cancer. Hum Reprod. 2016;31(1):183–9.
73. Rosen A. Third-party reproduction and adoption in cancer patients. J Natl Cancer Inst Monogr. 2005;2005(34):91–3.

彩 图

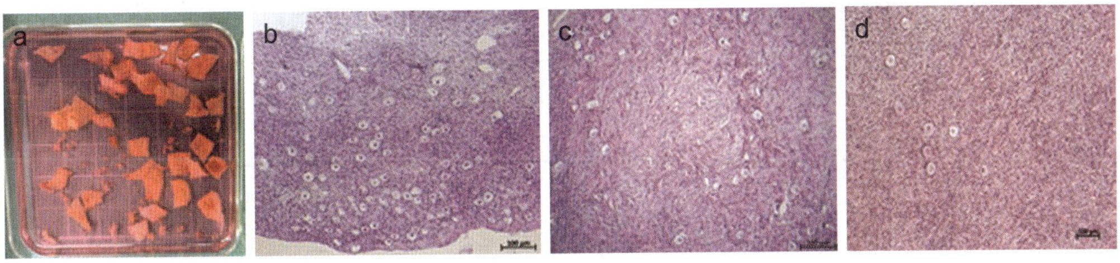

图 4.1

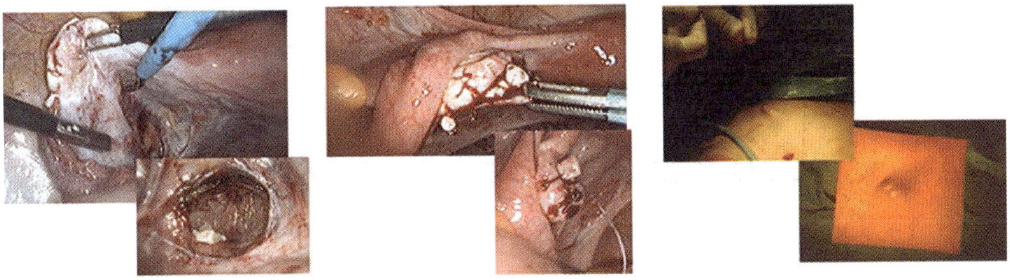

图 4.2

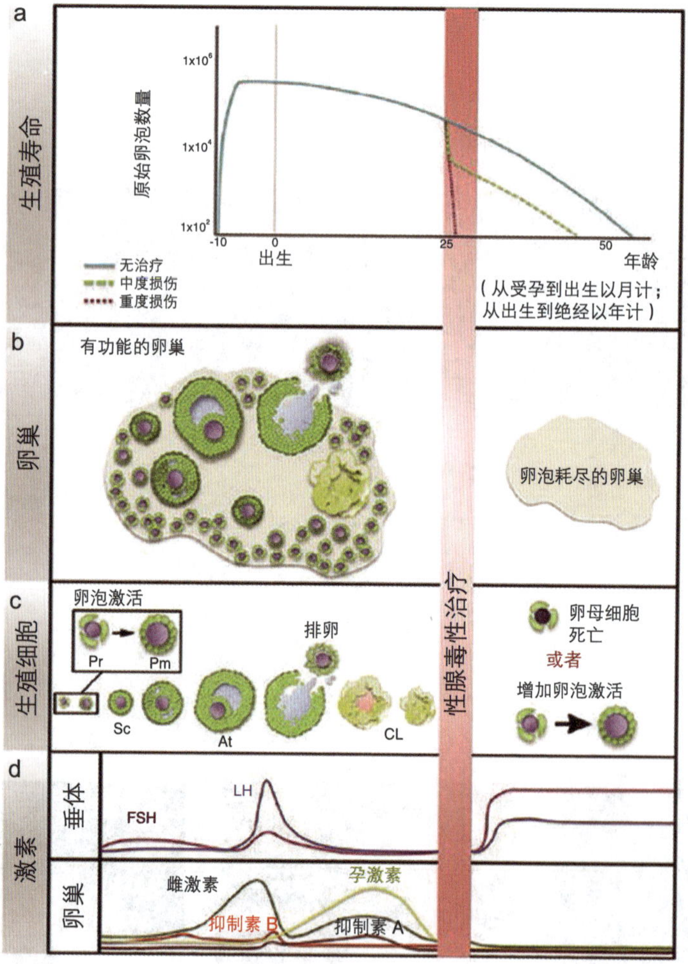
a
生殖寿命
原始卵泡数量
1x10⁶
1x10⁴
1x10²
-10
0
25
50
出生
年龄
（从受孕到出生以月计；
从出生到绝经以年计）
无治疗
中度损伤
重度损伤
性腺毒性治疗
b
卵巢
有功能的卵巢
卵泡耗尽的卵巢
c
生殖细胞
卵泡激活
Pr
Pm
Sc
At
排卵
CL
卵母细胞
死亡
或者
增加卵泡激活
d
激素
垂体
LH
FSH
卵巢
雌激素
孕激素
抑制素 B
抑制素 A

图 8.1